Tinnitus und Hyperakusis

Fortschritte der Psychotherapie
Manuale für die Praxis

herausgegeben von
**Prof. Dr. Dietmar Schulte, Prof. Dr. Klaus Grawe
Prof. Dr. Kurt Hahlweg, Prof. Dr. Dieter Vaitl**

Band 20

Tinnitus und Hyperakusis

von

Gerhard Goebel

Hogrefe · Verlag für Psychologie
Göttingen · Bern · Toronto · Seattle

Tinnitus und Hyperakusis

von

Gerhard Goebel

Hogrefe · Verlag für Psychologie
Göttingen · Bern · Toronto · Seattle

PD Dr. med. *Gerhard Goebel*, geb. 1946. 1967-1972 Studium der Medizin in Würzburg, Innsbruck, Grenoble und München. 1973 Promotion. 1974-1978 wissenschaftliche und klinische Tätigkeit am Deutschen Herzzentrum in München. 1978-1980 angiologische und radiologische Tätigkeit am Zentralklinikum Augsburg, 1980-1985 Tätigkeit an der Hämatologisch-Onkologischen Abteilung des Krankenhauses München-Schwabing. Seit 1985 Oberarzt und seit 1999 Chefarzt der Medizinisch-Psychosomatischen Klinik Roseneck in Prien. 1999 Habilitation.

Bibliografische Information Der Deutschen Bibliothek

Die Deutsche Bibliothek verzeichnet diese Publikation in der Deutschen Nationalbibliografie; detaillierte bibliografische Daten sind im Internet über <http://dnb.ddb.de> abrufbar.

© Hogrefe-Verlag GmbH & Co. KG, Göttingen • Bern • Toronto • Seattle 2003
Rohnsweg 25, D-37085 Göttingen

http://www.hogrefe.de
Aktuelle Informationen • Weitere Titel zum Thema • Ergänzende Materialien

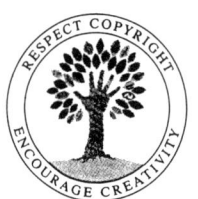
Satz: Beate Hautsch, Göttingen
Druck: Schlütersche Druck GmbH & Co. KG
Printed in Germany
Auf säurefreiem Papier gedruckt

ISBN 3-8017-1117-X

Inhaltsverzeichnis

Einleitung 1

1   Beschreibung der Störung 2
1.1   Das Phänomen Tinnitus 2
1.2   Tinnitus in Klassifikationssystemen 2
1.3   Differenzialdiagnostik 7
1.4   Epidemiologische Daten 7
1.5   Verlauf und Prognose 9
1.6   Psychische Komorbidität 9
1.6.1 Empirische Befunde zur Komorbidität bei Tinnitus
       (DSM – Achse I) 9
1.6.2 Komorbidität mit Persönlichkeitsstörungen
       (DSM – Achse II) 13
1.6.3 Empirische Befunde zu Tinnitus bei Schwindel 14
1.6.4 Empirische Befunde zu Tinnitus bei Hörminderung 15
1.7   Diagnostische Verfahren und Dokumentationshilfen 16
1.7.1 Tinnitustagebuch: Tinnituslautheit und Tinnitus-
       unannehmlichkeit 16
1.7.2 Bestimmung differenzierter Tinnitusbelastungen
       (Tinnitus-Fragebögen) 17
1.7.3 Expertenurteil (STI) 18
1.7.4 Tinnitusschweregrad 19
1.7.5 Erfassung psychischer Komorbidität 19
1.8   Mit Hyperakusis (ICD-10: H93.2) assoziierte
       Krankheitsbilder (DSM – Achse III), ihre Häufigkeit
       und klinischen Merkmale 20
1.8.1 Vorkommen 20
1.8.2 Ätiologie und Pathophysiologie 21
1.8.3 Diagnostik und Abgenzung zu Rekruitment 22
1.8.4 Hyperakusis als prognostisches Risiko einer
       Tinnitusentwicklung 23

2   Störungstheorien und Störungsmodelle 23
2.1   Somatische Tinnitusmodelle 23
2.1.1 Physiologie des Hörens 23

2.1.2	Entstehungsmechanismus des Tinnitus	26
2.1.3	Ansätze zur ätiologischen Eingrenzung des Tinnitus (DSM – Achse III)	29
2.2	Mehrdimensionale Tinnitusmodelle	36
2.2.1	Habituationsmodell nach Hallam	37
2.2.2	Neurophysiologisches Tinnitusmodell nach Jastreboff und Hazell	39
2.2.3	Biopsychosoziales Tinnitusmodell	41

3	**Diagnostik und Indikation**	43
3.1	HNO-Diagnostik – Standarddiagnostik	43
3.2	Spezielle Tinnitusdiagnostik	44
3.3	Psychologische Tinnitusdiagnostik	47
3.4	Das strukturierte Tinnitus-Interview (STI)	48
3.4.1	Aufbau des STI	49
3.5	Indikation zu den unterschiedlichen Therapieformen	53
3.6	Diagnostik und Therapieindikation in der Verhaltensmedizin (Therapie)	54
3.6.1	Verhaltensbeobachtung	55
3.6.2	Problembeschreibung und Problemanalyse	55
3.6.3	Kompetenzanalyse	56
3.6.4	Verhaltensanalyse	56

4	**Behandlung**	65
4.1	Somatische Therapieansätze beim Tinnitus	65
4.1.1	Medikamente	66
4.1.2	Apparative Geräuschstimulation	67
4.1.3	Orthopädische (krankengymnastische) Behandlungen	67
4.1.4	Zahnärztliche/kieferorthopädische Behandlungen	68
4.1.5	Chirurgische Therapien	68
4.1.6	Elektrostimulation	70
4.1.7	Akupunktur	70
4.2	Psychologische Therapieansätze bei chronischem Tinnitus	70
4.2.1	Therapieziel	71
4.2.2	Ableitung der Therapieschritte anhand des neurophysiologischen Tinnitusmodells	73
4.2.3	Therapiesetting	74

4.3   Mehrdimensionale Verhaltenstherapie 74
4.3.1   Counseling 75
4.3.2   Relaxation 76
4.3.3   Interaktionaler Bereich 76
4.3.4   Kognitive Therapie 77
4.4   Hörtherapie bei Tinnitus und Hyperakusis 86
4.4.1   Umgang mit Geräuschen 86
4.4.2   Apparative Möglichkeiten 87
4.5   Tinnitusbewältigungsgruppentherapie (TBT) 88
4.6   Tinnitus-Retraining-Therapie (TRT) 91
4.7   Stressbewältigungsstrategien 92
4.8   Biofeedback und Relaxation 92
4.9   Hypnotherapie 94
4.10   Gestaltungstherapie 94
4.11   Psychodrama 94

5   **Effektivität und Prognose der Verhaltens-**
        therapie 95

6   **Literatur** 98

7   **Anhang** 110
        Wichtige Adressen 110
        Tinnitustagebuch 111
        Mini-Tinnitus-Fragebogen (Mini-TF) 113
        Bestellcoupon Tinnitus-Fragebogen (TF)/
        Strukturiertes Tinnitus-Interview (STI) 114
        Übersicht zu psychischen Störungen, die bei sehr belas-
        teten Tinnitusbetroffenen häufiger gefunden werden 115
        Krankheitsbewältigung (Coping) bei Tinnitus 117

Karten:
Checkliste für die Eingangssitzungen
Grafische Darstellung des Hörorgans mit Gehörgang
Grafische Darstellung der Cochlea des Corti-Organs
Checkliste zur Eingrenzung der Hyperakusis und
Differenzialdiagnostik zu Rekruitment

Einleitung

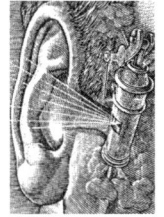

entnommen aus
Goebel (1992)

„Wenn die Hand eines Geistes einen Mann ergreift, und seine Ohren singen, dann sollst du Myrrhe zerstoßen, in Wolle einrollen, mit Ceder-Saft besprengen; darauf sprich die Zauberformel, genannt A KIR. GAB hat Ea gemacht."

Der Inhalt dieser Aufzeichnungen assyrisch-babylonischer Medizin in den Keilinschriften der Bibliothek des Königs *Assurbanipal* (668-626 v. Chr.) in *Ninive* kennzeichnet Ohrgeräusche als etwas Übernatürliches, das auf *Ea*, den Gott der Weisheit zurückzuführen ist und dem man mit entsprechenden rituellen Handlungen antworten soll (Tompson, 1992). In den Dokumenten der Medizingeschichte wurden Ohrgeräusche u. a. schon in den alten ägyptischen Papyri, auf babylonischen Tontäfelchen, im mythischen Buch der indischen Medizin (Ayur-Veda) und im Corpus Hippocraticum erwähnt. Während in der babylonischen Medizin (etwa 17. Jh. v. Chr.) die Vorstellung bestand, dass Ohrgeräusche eine Botschaft von Geistern und Göttern seien, ging Hippokrates (460-377 v. Chr.) davon aus, dass sie durch das Schlagen und Pulsieren der Venen verursacht würden (Feldmann, 1998b).

(Randnotiz:) Erste Beschreibung ca. 7. Jahrhundert vor Christus

(Randnotiz:) Hippokrates

Plinius der Ältere (23-79 n. Chr.) empfahl als Behandlung: „Ein Sud mit Rosenöl oder Honig und Granatapfelrinde ist auch gut für die Ohren, tötet die kleinen Würmer in ihnen, beseitigt Schwerhörigkeit, unbestimmte Geräusche und Klingen ...".

(Randnotiz:) Erste Behandlungsvorschläge

Auch von berühmten Persönlichkeiten wie dem Kirchenreformer Martin Luther, den Komponisten Ludwig van Beethoven und Friedrich Smetana sowie dem spanischen Maler Franzisco Goya ist bekannt, dass sie unter schweren Formen des chronischen Tinnitus zu leiden hatten. Smetana drückte sein Leiden in seinem Werk „Aus meinem Leben" künstlerisch aus (Feldmann, 1998b).

Da Tinnitus nur als Begleiterscheinung von Erkrankungen des Hörsystems betrachtet wird und damit meistens mit keiner lebensbedrohlichen Erkrankung im Zusammenhang steht, wurde noch bis vor Jahren dem Phänomen Tinnitus im Medizinstudium und entsprechenden Lehrbüchern sowie in der Fachausbildung des HNO-Arztes wenig Raum zugestanden.

(Randnotiz:) Ärztliche Ausbildung erst in den letzten Jahren verbessert

1

1 Beschreibung der Störung

1.1 Das Phänomen Tinnitus

Tinnitus ist eine der häufigsten Symptome, die in der HNO-ärztlichen Praxis angegeben werden. Vor allem als akutes Beschwerdebild in Verbindung mit Hörverlust oder Schwindel führt er den Patienten zum Arzt. Tinnitus ist der medizinische Fachausdruck für alle Arten von Ohr- und Kopfgeräusche, unabhängig von deren Ursachen und leitet sich ab von dem lateinischen Wort „tinnire", was mit „Klingen" übersetzt werden kann. Vermutlich wurde der Begriff erstmals von *Plinius dem Älteren* (23-79 n. Chr.) eingeführt (Feldmann, 1998c). Die Betroffenen vernehmen Töne oder Geräusche (Pfeifen, Zischen, Klirren, Brummen etc.), die keinen erkennbaren äußeren Schallquellen zugeordnet werden können. Bei den Hörwahrnehmungen dominieren hochfrequente Geräusche, was mit dem Überwiegen von Hörverlusten im hochfrequenten Bereich zusammenhängt. Nur die Betroffenen selbst nehmen dieses Symptom war (subjektiver Tinnitus s. u.).

Tinnitus ist keine Diagnose, sondern eine Symptombeschreibung An sich ist Tinnitus per se keine Krankheit, sondern ist ein Symptom, das in seiner Komplexität und seinen Auswirkungen in Teilaspekten mit dem chronischen Schmerzsyndrom vergleichbar ist (Tonndorf, 1987; Goebel et al., 1991; Meikle, 1995; Briner, 1995; Møller, 1996).

1.2 Tinnitus in Klassifikationssystemen

Nur ein einzelnes Klassifikationssystem ist auf Grund unseres limitierten Wissensstandes ungenügend. Es müssen daher mehrere nebeneinander gültige Klassifikationen Bestand haben, um sich in den erwähnten Bereichen verständigen zu können (Lenarz, 1998; 2001). 1981 wurde auf der Consensus-Konferenz des Ciba-Foundation-Symposiums für Tinnitus in London vorgeschlagen, sich auf folgenden Tinnitusbegriff zu verständigen (Anonymus, 1981): *„Tinnitus ist definiert als eine Tonempfindung, die nicht hervorgerufen ist durch ein simultanes mechano-akustisches oder elektrisches Signal"*. Dabei wurde auf den Begriff „Empfindung" besonderer Wert gelegt und der gleichzeitige Nachweis einer Organschädigung nicht in die Definition mit einbezogen. Mit anderen Worten: Tinnitus kann das Signal einer Organschädigung des peripheren (z.B. Innenohr) und zentralen Hörsystems sein und ist somit ein Alarmsignal.

Londoner Tinnitusdefinition (1981)

Tinnitus entspricht einem Alarmsignal des Hörsystems

Zunehmendes Interesse für Tinnitus Tinnitus wird ähnlich dem Schmerz zunehmend auch von der psychologischen Disziplin beachtet. Im Gegensatz zum Schmerz gibt es allerdings kein Äquivalent entsprechend der „somotoformen Schmerzstörung". Und findet sich daher auch nicht unter den F-Definitionen der *Internationalen*

2

Klassifikation der Krankheiten (ICD) oder in den Kategorien des *Diagnostic and Statisical Manual of Mental Disorders* (DSM) der *American Psychiatric Association* (APA 1994). Insofern sind die Klassifikationen weitgehend aus somatischer Sichtweise zusammengestellt (vgl. Tabelle 1; Feldmann, 1998c; Lenarz, 2001).

Tinnitus existiert nicht als somatoforme Störung

Tabelle 1: Klassifikation des Tinnitus

Dauer	– akut – subakut – chronisch
Nachweisbarkeit	– subjektiv – objektiv
Präsenz	– temporär – intermittierend
Psychische Komorbidität	– kompensiert – dekompensiert
Tinnitusverursachende Erkankungen	– Lärmschwerhörigkeit – Knalltrauma – Hörsturz – Morbus Menière – Otosklerose – Akustikusneurinom etc.
Tinnitusformen	– Motortinnitus – Transduktionstinnitus – Transformationstinnitus – extrasensorischer Tinnitus
Tinnituskategorien	– Schallleitungstinnitus – sensorineuraler Tinnitus – zentraler Tinnitus
Tinnitusmodelle	– Habituationsmodell – Neurophysiologisches Modell – Mehrfaktorielles biopsychosoziales Modell

Akuter, subakuter und chronischer Tinnitus

Insbesondere aus klinischer Sicht hat sich die Einteilung des Tinnitus in zuzuordnenden Zeitcharakteristika als hilfreich erwiesen: Ein Tinnitus, der erst seit wenigen Wochen bis drei Monaten besteht, wird als akuter Tinnitus bezeichnet. In dieser Anfangszeit sind die wichtigsten diagnostischen und therapeutischen Interventionen durchzuführen, um die jeweilige Tinnitusursache zu behandeln und somit den Tinnitus zum Abklingen zu bringen. Hier besitzt der Tinnitus noch eine sinnvolle Warn- und Schutzfunktion und motiviert Patient und Arzt zum Handeln.

Zeitcharakteristika sind aus klinischer Sicht sinnvoll

Akuter Tinnitus: 0 bis 3 Monate

3

Die Angaben, ab welcher Dauer von Chronifizierung zu sprechen ist, sind nicht eng gefasst. Um der Situation auch späterer Behandlungserfolge und entsprechenden Behandlungsschritten gerecht zu werden, wird in jüngster Zeit der bisher ab dem dritten Monat bereits als chronischer Tinnitus bezeichnete Zeitabschnitt erst nach einem Jahr so benannt und mit dem „subakutem Tinnitus" ein Übergangsstadium ab dem 3. Monat eingeführt (Arbeitsgemeinschaft Deutschsprachiger Audiologen und Neurotologen, ADANO; Lenarz, 1997; 2001). In diesem Zeitabschnitt ist die akute Behandlungsmöglichkeit weniger erfolgreich und Therapieverfahren der zweiten Wahl können hier zur Anwendung kommen (Tinnitusmasker, Hörgerät, Tinnitusinstrument, Tinnitus-Retraining-Therapie (TRT)). Häufig fühlen sich die Patienten besonders in den ersten Monaten durch die Ohrgeräusche belästigt oder gequält, machen sich Sorgen nach therapieresistenten Eingriffen, und leiden oft unter Schlaf- und Konzentrationsstörungen.

Subakuter Tinnitus: 3 bis 12 Monate

Chronischer Tinnitus: >12 Monate

Besteht der Tinnitus länger als ein Jahr, wird er als chronisch bezeichnet, um zu unterstreichen, dass Behandlungsansätze, die im akuten Stadium sinnvoll eingesetzt werden, jetzt nicht mehr anzuwenden sind. Schädigende Einflüsse auf das Hörsystem wie Traumen, Lärmschädigungen, Toxine etc. liegen nicht mehr vor, die Verletzungen sind vernarbt, der Tinnitus ist in den meisten Fällen Ausdruck einer irreversiblen Dysfunktion des ursprünglichen Zusammenwirkens der verschiedenen Bereiche des gesamten Hörsystems.

Subjektiver versus objektiver Tinnitus (somatosounds)

Ursachen für Körpergeräusche

Im Gegensatz zum „subjektiven Tinnitus", mit dem sich die vorliegende Arbeit im Wesentlichen befasst, findet der untersuchende Arzt relativ selten den objektiven Tinnitus: Es sind solche Geräusche, die vom Untersucher ebenfalls wahrgenommen werden können oder wahrgenommen werden könnten. Es handelt sich ausschließlich um akustische Signale (von E.P. Fowler 1943 als „vibratory tinnitus" benannt), die vom Organismus des Patienten ausgehen (Tabelle 2). Dieses Symptom ist, wenn es nicht als harmloses Phänomen in Erscheinung tritt, in der Regel therapeutischen Eingriffen gut zugänglich (medikamentös, angiologisch oder chirurgisch; siehe Kap. 4.1.5).

Der Begriff „objektiver" Tinnitus sollte entfallen

Besser: „mechano-akustischer" Tinnitus oder „somatosounds"

In der *Londoner Definition* von 1981 ist die Empfehlung enthalten, externe bzw. objektivierbare Geräuschquellen („objektiver Tinnitus") nicht mehr unter dem Begriff Tinnitus zu fassen und damit nur den „subjektiven Tinnitus" als den eigentlichen Tinnitus zu bezeichnen. Für den „objektiven (mechano-akustischen) Tinnitus" benutzt daher die Arbeitsgruppe um Hazell die Bezeichnung „somatosounds" (Hazell, 1995), wohingegen in anderen Sprachbereichen noch keine griffige Bezeichnung gefunden wurde und nach wie vor für beide Arten der Begriff Tinnitus verwendet wird (Arnold, 1995; Feldmann, 1998a; Lenarz, 2001).

Tabelle 2: Mögliche Ursachen subjektiver und objektiver Tinnitus

subjektiver Tinnitus	objektiver Tinnitus („bodysounds")

1. *Ursachen bei Innenohrerkrankungen*
– Lärmschwerhörigkeit
– Knalltrauma
– Morbus Menière
– Hörsturz
– Rundfensterruptur
– Otosklerose
– Erbliche Belastung
– Ototoxische Innenohrschädigungen
– Stoffwechsel und Allergie
– Immunpathologische Einflüsse
– Zusammenhänge mit Entzündungs-
  erkrankungen
– Durchblutungsstörungen
 	
2. *Neurale Ursachen*
– Akustikusneurinom
 	
3. *Zentrale Ursachen*
– andere Tumore und Neurinome
– Multiple Sklerose
– Schilddrüsenfunktionsstörung
– Traumatisch bedingter Tinnitus
– Zusammenhänge mit Entzündungs-
  erkrankungen
– Durchblutungsstörungen
 	
4. *zevikogene und stomatognathogene*
   Ursachen
– Funktionsstörungen der HWS
– Funktionsstörungen des
  stomatognathen Systems
	1. *Extrakranielle Ursachen*
	– Fortgeleitete Geräusche einer Hals-
	  schlagader
	– Aortenklappen-Stenose
	– Klicken künstlicher Herzklappen
	– Glomus-caroticum-Tumor
	– AV-Fistel nach Verletzungen
	
	2. *Intrakranielle Ursachen*
	– Hämangiom
	– Hyperzirkulation bei Anämie
	– Hyperämie bei akuter/chronischer
	  Mittelohrentzündung
	– Arterio-venöse Fistel nach Schädel-
	  verletzungen
	– Glomus-tympanicum-Tumor
	– Glomus-jugulare-Tumor
	– Hochstehender Bulbus venae
	  jugularis
	
	3. *Muskuläre Ursachen*
	– Spasmus des M. tensor tympani
	  (Mittelohr)
	– Spasmus des M. stapedius (Mittel-
	  ohr)
	– Klonus der Schlundmuskulatur
	
	4. *Offene Tuba auditiva*

Temporärer versus intermittierender Tinnitus

„Temporärer Tinnitus" kann bei vorübergehender Störung der Cochleafunktion oder des zentralen Nervensystems entstehen. Er kann spontan auftreten, durch Lärm, Medikamente oder andere Intoxikationen induziert sein und dürfte knapp von jeder zweiten Person irgendwann einmal bemerkt worden sein. Im Gegensatz dazu ist unter dem intermittierenden Tinnitus eher ein chronischer Tinnitus zu verstehen, der auf Grund anderer Mechanismen wiederholt auftritt (z.B. Morbus Menière).

Kompensierter versus dekompensierter (komplexer) Tinnitus

Ca. 80% der chronischen Tinnitusformen sind kompensiert

Um sich über das Leidensausmaß des Tinnitus zu verständigen, wird die orientierende Unterteilung in „kompensierter Tinnitus" (= nicht störend) und „dekompensierter Tinnitus" (= störend) verwendet. Zur Charakterisierung einer psychiatrisch relevanten Tinnitusbelastung wurde von Duckro et al. (1984) der Begriff „komplexer Tinnitus" eingeführt, der auch von Goebel übernommen wurde (1989, 1992, 2001a).

Komplexer Tinnitus: mit sign. psychiatrischer Komorbidität

Dichotomisierung in kompensiert und dekompensiert ist nur orientierend

Wissenschaftlich begründete Kriterien zur Unterscheidbarkeit zwischen kompensiert und dekompensiert werden je nach Untersucher meist individuell entschieden (Wilhelm et al., 1995). Die Dichotomisierung in nur zwei Schweregrade erscheint allerdings problematisch, da hiermit die Gefahr einer für die Praxis wenig brauchbaren Simplifizierung entsteht und der Kliniker dem Leidensausmaß der Betroffenen damit oft nicht gerecht wird. Eine differenzierte Möglichkeit liegt in der Entwicklung von nosologischen Gruppierungen bzw. Anwendung von Messinstrumenten zur Erfassung graduierter Schweregrade des Tinnitus (Fragebögen), wie sie im Kapitel zur Diagnostik zusammenfassend vorgestellt werden.

Tinnitus im ICD-10

Da Tinnitus als das Symptom verschiedenster Störungen des Hörsytems gilt und daher streng genommen keine näher kategorisierbare Krankheit ist, ließ sich Tinnitus bis zur 9. Revision der *Internationalen Klassifikation der Krankheiten (ICD)* nur als Restkategorie erfassen (Ziffer 388: „Sonstige Affektionen des Ohres").

ICD-10: H 93.1

Erst mit der 10. Revision wurde zumindest der Bedeutung des Symptoms in seiner Verbreitung und dem anstehenden Forschungsbedarf Rechnung getragen: Tinnitus findet sich jetzt als Fachausdruck im Unterkapitel „Degenerative Erkrankungen des Innenohrs" (H 93) und ist mit *H 93.1* kodierbar.

DSM: Tinnitus nicht aufgeführt

Im Gegensatz zur Schmerzsymptomatik und damit zusammenhängenden psychischen Störungen (z. B. somatoforme Schmerzstörung) findet sich Tinnitus nicht in den Kategorien des *Diagnostic and Statistical Manual of Mental Disorders (DSM)* (APA, 1994).

1.3 Differenzialdiagnostik

Tinnitus wird gänzlich anders generiert, als eine strukturierte akustische Information: Er wird nur in relativ „primitiven" Formen wahrgenommen (Pfeifen, Rauschen, Brummen etc.). Er ist daher abzugrenzen von akustischen Halluzinationen bei einer Psychose oder von der selten angegebenen organischen „Pseudohalluzination" („imagery"; Coles, 1996), bei der Patienten plastische Klanggebilde hören (Kirchenglocken, Melodien, Stimmengewirr etc.), die echoartig nach längerer Einwirkung der jeweiligen Klangbilder noch für Stunden nachhallen oder auch bei starken Emotionen reaktiv auftreten (Goebel, 1993; 1998). Pseudohalluzinationen sind vermutlich auf Störungen in subkortikalen Bereichen des rechten Temporallappens zurückzuführen (Klostermann et al., 1992). Neuroleptika (z.B. Neurocil®, 5 bis 50 Tropfen) können die Pseudohalluzination innerhalb weniger Minuten beenden (Einschlafhilfe!).

An Tinnitus im Zusammenhang mit Schizophrenien muss gedacht werden, wenn die Betroffenen den Tinnitus auf äußere Einflüsse wie Hochvoltlampen, Radiosender oder andere Strahlungsquellen beziehen. Tinnitus bei affektiven Störungen ist gelegentlich sehr schwer zu beherrschen, die Tinnitusursache ist aber immer organisch zu verstehen.

Tinnitus kann Teilsymptom einer schizophrenen Störung sein

Dass Tinnitus simuliert werden kann, ist nach Feldmann (1998b) eher unwahrscheinlich. Ein Rentenbegehren oder Schadensersatzforderungen lassen eher an Aggravationstendenzen denken, die besser als bei Schmerzen durch psychoakustische Verfahren aufgedeckt werden können (Feldmann 1998b).

Simulation eher selten

Aggravation ist nachweisbar

1.4 Epidemiologische Daten

Tinnitushäufigkeit

Nach einer jüngsten repräsentativen Erhebung der Deutschen Tinnitus-Liga (DTL) (in Scott & Lindberg, 2001; Pilgramm et al., 1999) sind in Deutschland ca. drei Millionen Erwachsene (4% der Bevölkerung) von chronischem Tinnitus betroffen, von denen zum Befragungszeitpunkt weit über zwei Drittel den Tinnitus seit über zwei Jahren wahrnehmen (26% 2 bis 5 Jahre; 22% 5 bis 10 Jahre; 25% über 10 Jahre). Männer sind dabei etwas in der Überzahl und die meisten Betroffenen sind über 60 Jahre alt. Tinnitus kommt aber auch bei Kindern und Jugendlichen vor (Gabriels, 1996).

Tinnitus in Deutschland: 4% chronischer Tinnitus

Tinnitus kann grundsätzlich in jedem Alter beginnen

In Deutschland kommt es jährlich bei ca. 10 Millionen Deutschen zu Tinnitus, der bei ca. 340.000 in eine chronische Form übergeht (Neuerkrankungsrate). Der chronische Tinnitus wird von 37% nur bei Stille wahrgenommen,

Jährliches Neuauftreten von chronischem Tinnitus bei 340.000 Deutschen

7

bei 44% lässt sich der Tinnitus durch Umgebungsgeräusche überdecken während er sich in 17% der Fälle selbst durch starken Lärm nicht übertönen lässt. 9% der chronisch Betroffenen machen sich beträchtliche Sorgen wegen des Tinnitus und 37% fühlen sich im persönlichen Bereich beeinträchtigt (Pilgramm et al., 1999).

In über der Hälfte der Fälle werden die Ohrgeräusche als hohe Töne beschrieben und sind in über zwei Drittel Dauergeräusche. Die Analyse soziodemographischer Risikofaktoren scheint Tinnitus nach Befunden von Erlandsson et al. (1992) bei Frauen häufiger mit Schwindel und bei Männern häufiger mit Konzentrationsstörungen und Hyperakusis einherzugehen. Bestand eine ausgeprägte Schwindelsymptomatik, so war dies wiederum mit einer negativen Grundstimmung sowie vermehrten Kopfschmerzen verbunden.

Es besteht keine Häufung einer bestimmten sozialen Schichtzugehörigkeit (Coles, 1996). Anders als in klinischen Stichproben, in denen Tinnitus häufiger links- als rechtsseitig berichtet wurde (Stouffer & Tyler, 1990; Erlandsson et al., 1992; Pilgramm et al., 1999), finden sich in der britischen Bevölkerung keine bedeutsamen Unterschiede in der Lokalisation.

Häufigkeit der Tinnitusursachen

Sucht man nach der Häufigkeit der Tinnitusursachen kann bei der Hälfte der untersuchten Personen bei genauer Betrachtung mehr als eine Ursache gefunden werden. In Tabelle 3 sind die Häufigkeiten unterschiedlicher

Tabelle 3: Häufigkeit gefundener Tinnitusursachen (Mehrfachnennungen möglich)

Häufigste Ursachen des Tinnitus	Wuppertal DTL N = 377[1]	Prien (Goebel) N = 155[2]	Prien (Goebel) N = 65[3]	Köln (v. Wedel) N = 146[4]	Göteborg (Axelsson) N = 411[5]	Hannover (Lenarz) N = 124[6]
Lärmschwerhörigkeit	?	10%	40%	10,9%	28%	20,5%
Knalltrauma	6%	11,6%	37%	2,1%	4,7%	10,8%
Hörminderung	35%	77%	75%	25,3%	67,6%	ca 60%
Hörsturz	24%	23,8%	45%	20,5%	4,2%	10,8%
Otosklerose	3,7%	3,8%	4%	4,7%	2,2%	
M. Menière	14%	8,3%	15%	3,4%	8,3%	11,5%
Akustikusneurinom		1,2%	0%	1,4%	2,4%	6,6%
Ototox. Schädigung		?	12%	1,4%	2,2%	6,6%
Neuro. Erkrankung		0%	0%	0%	5,8%	
unklar		12%		19,8%	7,5%	9,6%
HWS bedingt		36%	55%	2,1%	3,9%	
Kiefer bedingt		18%	49%		1,5%	
andere			6%	14,5%	12%	30%

[1] Schimpf (1994): Eigenangaben von Mitgliedern der Deutschen Tinnitus-Liga (DTL) 1985-1989 im Tinnitusfragebogen; [2] Goebel et al. (2001a); [3] Goebel & Hiller (2001a); [4] v. Wedel et al. (1996); [5] Axelsson (1992); [6] Lenarz (1989).

Gruppenzusammensetzungen skizziert. Je nach der bei den in Studien zusammengestellten Fragestellungen und der Sorgfalt der Untersucher finden sich deutliche Varianzen: So begeben sich z.B. viele Patienten bei Zustand nach Hörsturz in stationäre psychosomatische Behandlung, da sie den Hörsturz als psychosomatische Problematik verstehen, während in HNO-Ambulanzen (z.B. Axelsson, 1992) Hörsturz sehr selten vorkommt. Bei Patientengruppen, die z.B. mittels einem strukturierten Tinnitus-Interview (STI) untersucht werden (Goebel & Hiller, 2001a), werden wiederum häufiger primär nicht genannte Lärmschäden oder die Störungsbereiche HWS und Kiefer als zusätzliche Tinnitusursachen exploriert (vgl. Tabelle 3).

1.5 Verlauf und Prognose

Der wichtigen Frage, wie sich die Tinnitussymptomatik im Längsschnitt entwickelt, wurde in einer repräsentativen prospektiven Befragung unter 70-jährigen Einwohnern Göteborgs nachgegangen (Rubinstein et al., 1992; Rubinstein & Wänmann, 1996). Im Beobachtungszeitpunkt von 9 Jahren zeigt sich einerseits ein Gesamtanstieg der Prävalenz chronischer Ohrgeräusche von 7,2% auf 11,2%, andererseits wird das chronische Ohrgeräusch bei der Nachuntersuchung nur noch von 27% der Befragten angegeben, 40% haben damit nur noch gelegentlich Probleme und bei den übrigen 33% ist der Tinnitus komplett abgeklungen. Personen, die im Alter von 70 Jahren nur gelegentlichen Tinnitus angeben (21%), nehmen ihn als 79-Jährige zur Hälfte nicht mehr wahr, bei etwa 38% der Fälle ist er unverändert und entwickelt sich nur bei 13% zu einem chronischen Tinnitus. Das Risiko, dass es in diesem Alter zu einem chronischen Tinnitus kommt, wird mit 9% angegeben, ein gelegentlicher Tinnitus entsteht bei 30%, demgegenüber 56% der 70-Jährigen auch noch nach 9 Jahren ohne Tinnitus sind.

Bei 27% der Fälle sistiert der Tinnitus innerhalb von 10 Jahren

Zu ähnlichen Ergebnissen kommen in einer deutschen retrospektiven Untersuchung Bleich et al. (2001). 29% von 137 Patienten mit chronischem Tinnitus hatten nach 5 bis 10 Jahren keinen Tinnitus mehr, 31% fanden ihn deutlich abgeschwächt, 72% gaben einen deutlichen Gewöhnungseffekt an.

Nach 5 bis 10 Jahren kompensiert der Tinnitus in 72% der Fälle

1.6 Psychische Komorbidität

1.6.1 Empirische Befunde zur Komorbidität bei Tinnitus (DSM – Achse I)

Studien zur psychischen Komorbidität finden bei der Gruppe der dekompensiert chronisch Betroffenen bis zu 85% *affektive Störungen*, von denen die Major Depression den höchsten Anteil hat. Weiterhin bestehen bei die-

9

Dekompensier-
ter Tinnitus: Bis
85% affektive
Störungen, 47%
Angstörungen,
48% somatofor-
me Störungen
sen Patienten bis zu 47% *Angststörungen* bzw. *somatoforme Störungen* (zusammengefasst bei Goebel & Fichter, 1998). Besonders die damit einhergehende Chronifizierung des Tinnitus ist eine der schwierigsten und damit
herausforderndsten Aufgaben der Therapie. Der Anteil der Patienten, die
neben ihrem Tinnitus die Kriterien für mindestens eine psychische Störung
erfüllten, liegt in den einzelnen Studien zwischen 63 und 96% (Vgl. im
Anhang „Übersicht zu psychischen Störungen, die bei sehr belasteten Tinnitusbetroffenen häufiger gefunden werden").

Die mit Affektstörungen einhergehende Tinnitusbelastung kann im Einzelfall offenbar bis zur Suizidgefährdung gehen. Erlandsson und Persson (1996)
fanden bei etwa 20% von 104 Tinnituspatienten eines schwedischen
Krankenhauses suizidale Gedanken, bei 3% Suizidwünsche und bei 1% vor-
angegangene Suizidhandlungen, obwohl die Stichprobe im Beck-Depressi-
onsinventar (BDI; Beck, 1961) allgemein weniger depressiv war als durchschnittliche psychiatrische Patienten. Unter den Personen mit suizidalen

Erhöhte
Suizidalität bei
älteren
alleinstehenden
Männern im
ersten
Tinnitusjahr
Symptomen befand sich ein erhöhter Anteil von hörgestörten Patienten. Wilhelm et al. (1995) fanden unter Tinnituspatienten einer HNO-Klinik bei
immerhin 4,8% suizidale Gedanken und bei 1,4% Suizidversuche in der Vor-
geschichte.

Störungen durch Substanzkonsum wie Sedativa und Alkohol kommen bei
Tinnitus vor. So finden sich bei Tinnitus-Stichproben von Hiller und Goebel (2001b) 22% und von Harrop-Griffiths et al. (1987) 48% Alkoholab-
hängigkeit und -missbrauch. Gründe hierfür dürfte das Nachlassen pho-
bisch bedingter Tinnitusattacken durch den Alkoholeinfluss sein. Weitere
Erklärungen für die Entwicklung eines sekundären Alkohol- und Tranqui-
lizermissbrauchs sind auch die mit 4% angegebene Häufigkeit des intermittierenden Sistieren des Tinnitus durch Alkohol- und Benzodiazepinein-
fluss vermutlich durch zentrale Regulatorien (Hiller & Goebel, 2001b).

> **Beachte:** Liegt ein dekompensierter Tinnitus vor, besteht mit sehr hoher
> Wahrscheinlichkeit eine psychische Komorbidität. Die Hälfte der Men-
> schen mit Panikstörungen geben auf Befragen auch Ohrgeräusche an.

Demgegenüber zeigte sich bei Patienten, die ihren Tinnitus gut bewältigen
können gegenüber Patienten, die unlösbare Probleme mit den Ohrgeräuschen hatten und sich entsprechend allgemein psychopathologisch von der
ersten Gruppe abheben, keine unterscheidbaren Merkmale bezüglich zu-
rückliegender kritischer Lebensereignisse (Kirsch et al., 1989). Hallam et
al. machten in diesem Zusammenhang bereits 1984 mit ihren Befunden
darauf aufmerksam, dass die Tinnitusunannehmlichkeit mit Lebensstress
kovariiert und der Beginn bzw. die Verschlimmerung ebenfalls häufig in
belastenden Situationen auftritt.

Bei retrograden Längsschnittuntersuchungen (Svitak, 1998) fällt auf, dass bei Patienten mit kompensiertem Tinnitus die vorgefundenen aktuellen psychischen Störungen sich zu ca. zwei Dritteln schon vor dem Tinnitusbeginn eruieren ließen, demgegenüber psychopathologisch unauffällige Personen einer HNO-Praxis mit kompensiertem Tinnitus nur in etwa 1/3 psychische Störungen vor Beginn der Tinnitusanamnese angaben (vgl. Tabelle 4).

Tabelle 4:
Psychische Komorbidität bei Patienten mit chronischem Tinnitus (Svitak, 1998)

Tinnitusbelastung	Aktuelle Diagnosen[1]		N = 63
dekompensierter Tinnitus (N = 42)	Affektive Störungen		79%
	Major Depression	57%	
	Dysthyme Störung	14%	
	Angststörung		64%
	Somatoforme Störung		48%
kompensierter Tinnitus (N = 21)	Affektive Störungen		14%
	Major Depression	14%	
	Dysthyme Störung	0%	
	Angststörung		14%
	Somatoforme Störung		0%
dekompensierter Tinnitus (N = 42)	Störungsbeginn vor Tinnitus		62%
kompensierter Tinnitus (N = 21)	Störungsbeginn vor Tinnitus		38%
dekompensierter Tinnitus (N = 42)	Störungsbeginn nach Tinnitus		38%
kompensierter Tinnitus (N = 21)	Störungsbeginn nach Tinnitus		00%

[1] Die Diagnosen wurden mittels der Internationale Diagnosen Checkliste für DSM-IV (Hiller et al., 1995) erhoben.

Ursprüngliche Annahmen, dass Patienten mit dekompensiertem Tinnitus an besonderen Tinnitusformen leiden, konnten durch zahlreiche Arbeiten nicht bestätigt werden: Weder psychoakustische Parameter wie Audiogramm, Tinnitusanalyse (Intensität, Frequenz, Maskierbarkeit, Variabilität, Lokalisation) noch die Tinnitusätiologie korrelieren mit psychischen Merkmalen wie Tinnituslautheit, Tinnitusqual oder Depressionen.

Tinnitusqualität korreliert nicht mit Tinnitusbelastung

> **Beachte:** Patienten mit besonders quälenden Ohrgeräuschen leiden unter keinen spezifischen Tinnitusformen.

Es bleibt zunächst unklar, warum es den einen gelingt, den Tinnitus zunehmend als unwichtig hinzunehmen und nicht mehr zu beachten (*kompensierter Tinnitus*) und wodurch bei anderen der Habituationsprozess behindert wird. Es müssen verschiedene Faktoren als mittel- oder unmittelbare Mediatoren einer Dekompensierung des Tinnitus existieren.

Psychische Ursachen der Tinnitusbelastung sind individuell

> **Beachte:** Es ist unwahrscheinlich, dass eine monokausale Beziehung zwischen Tinnitus und psychischer Störungen besteht.

11

Bei der Entwicklung und Aufrechterhaltung eines dekompensierten Tinnitus werden folgende Einflussgrößen vermutet:

– Depressionen und Resignation
– Somatisierungsstörung
– Persönlichkeitsvariablen
– Copingfähigkeit
– Kontrollüberzeugung
– Selbstaufmerksamkeit und körperliche Beobachtung
– soziale Unterstützung und Einstellung von Bezugspersonen
– Einstellung zum Tinnitus
– Funktionalisierung
– externale Hilfesuche
– schlechte Aufklärung und Beratung durch Ärzte und aggravierende Darstellungen in den Medien
– dysfunktionale Gedanken
– unklare Tinnitusätiologie

Darüber hinaus werden immer wieder Patienten beobachtet, bei denen der zunächst kompensierte Tinnitus im Rahmen einer psychosozial bedingten depressiven Störung zunehmend in den Vordergrund der Beschwerden rückt (Sullivan et al., 1988). Die Betroffenen klagen dann derart über ihren Tinnitus, dass die zu Grunde liegende psychische Störung übersehen werden kann und an Stelle der eigentlich indizierten und aussichtsreichen psychiatrischen oder psychotherapeutischen Therapie eine Akutbehandlung des Tinnitus eingeleitet wird, deren vorprogrammierte Erfolglosigkeit einen fatalen Circulus vitiosus einleiten kann.

> **Beachte:** Ein jahrelang kompensierter und wenig beachteter Tinnitus kann durch die Entwicklung einer psychischen Störung akut dekompensieren.

Unsicherheit
der Medizin bei
Dekompensie-
rung eines
lange
kompensierten
Tinnitus

Allzu oft bleibt es im Einzelfall allerdings unklar, ob die Dekompensierung des Tinnitus nur durch eine psychosozial bedingte Depression oder Angststörung vermittelt wird. Die Frage ist offen, ob in solchen Fällen allein die primäre Behandlung der psychischen Störung eine ausreichende Strategie darstellt, die psychosozial bedingte Dekompensierung des Tinnitus zu lindern.

Bei einem Vergleich von Tinnituspatienten mit ohrgesunden Patienten fanden Schneider et al. (1994), dass Tinnituspatienten zwar weniger soziale Unterstützung und mehr soziale Belastung erlebten, jedoch keine eindeutigen Unterschiede bezüglich Fähigkeiten und Strategien zur Stressverarbeitung nachzuweisen waren. Einschränkungen in den sozialen Rollenfunktionen bei depressiven Tinnituspatienten wurden auch von deren Ehepartnern bestätigt (Sullivan et al., 1994).

Gegenüber den „klassischen" somatoformen Störungen wie Schmerzen verschiedener Organregionen existieren wenige Erkenntnisse über Zusammenhänge von somatoformen Störungen (siehe Anhang) mit Tinnitus. In einer großangelegten internationalen Studie der Weltgesundheitsorganisation (WHO) zu somatoformen Störungen wurden bei etwa 32% der Patienten mit somatoformen Störungen Ohrgeräusche angegeben, von denen wiederum ein Drittel ihren Tinnitus als besonders quälend erlebten. Bei dieser schwer betroffenen Gruppe handelte es sich um auffallend viele Patienten mit einer Somatisierungsstörung gefolgt von Hypochondrie und Konversionsstörungen (Hiller et al., 1997; 1999).

Tinnitus als somatoforme Störung

> **Beachte:** Unter den Patienten mit somatoformen Störungen (Hypochondrie, Somatisierungsstörung) finden sich viele, die von Tinnitus betroffen sind (Goebel, 2000).

Bei etwa der Hälfte von belasteten Patienten finden wir somatoforme Störungen gegenüber ambulanten HNO-Patienten mit kompensiertem Tinnitus, bei denen keine besonderer Häufung dieser Störung besteht (Svitak et al., 2001). Die Ergebnisse einer ähnlichen Untersuchung (Newman et al., 1997) stimmten mit unseren Resultaten überein. Newman konnte darüber hinaus belegen, dass sich Tinnituspatienten mit und ohne Somatisierungstendenzen weder in den durchgeführten psychoakustischen Tinnitusparametern noch in Lautheitsskalen unterscheiden ließen.

> **Beachte:** Möglicherweise erweist sich die Somatisierungsstörung als negativer Prädiktor für die Entwicklung einer Dekompensierung eines chronischen Tinnitus (Goebel, 2000).

1.6.2 Komorbidität mit Persönlichkeitsstörungen (DSM – Achse II)

Ähnlich wie bei anderen Störungsbildern der Verhaltensmedizin ist auch im Zusammenhang mit Tinnitus vom Kliniker immer wieder vermutet worden, dass der Störung eine spezielle „Tinnitus-Persönlichkeit" im Sinne einer Prädisposition zu Grunde liegen könnte. In einer Reihe von empirischen Studien wurden bei Tinnitus unterschiedlichste Persönlichkeitsprofile gefunden (Reich & Johnson, 1984; Stephens & Hallam, 1985). Halford und Anderson (1991) fanden allenfalls geringe Korrelationen zu erhöhten Ängstlichkeits- und Depressionswerten bei Mitgliedern einer Tinnitus-Selbsthilfegruppe. Es konnte jedoch keine spezifische Unterscheidung zu klinischen Gruppen wie etwa Schmerzpatienten ermittelt werden (Goebel et al., 1991; Hiller & Goebel, 2001b) und auch Scott und Lindberg (2001) sowie Schneider et al. (1994) stellen fest, dass Tinnitus in keinem Kausalzusammenhang mit bestimmten Persönlichkeitsstrukturen steht. So fanden

Es gibt keine „typische" Tinnitus-Persönlichkeit

Widersprüchliche Befunde zu Persönlichkeitsprofilen

sich sogar bei Kopfschmerzpatienten mehr Persönlichkeitsauffälligkeiten als bei den Tinnituspatienten, die vergleichbare Befunde wie Kontrollgruppen aufwiesen (Kearny et al., 1987).

In keiner der Untersuchungen wurde der Frage nachgegangen, ob die gefundenen Persönlichkeitsauffälligkeiten bereits vor dem Tinnitus bestanden. Vor dem Hintergrund der multiplen psychosozialen Folgen von Tinnitus ist eher anzunehmen, dass die beobachteten Auffälligkeiten der „Persönlichkeit" einen Teil der Tinnitus bezogenen psychischen Begleit- und Folgesymptomatik darstellen (Halford & Andersson, 1991; Hiller & Goebel, 2001b; Goebel & Hiller, 1994).

1.6.3 Empirische Befunde zu Tinnitus bei Schwindel

Kombination
von Schwindel
mit Tinnitus
verschlimmern
psychische
Belastung

Umfangreiche Untersuchungen von Stephens und Hallam (1985) ergaben höhere psychiatrische Beschwerden bei Schwindelpatienten als bei Tinnitusbetroffenen. Vor allem bei der Kombination von Schwindel mit Tinnitus fanden sich die Werte für allgemeine Ängste, Phobien, Zwanghaftigkeit, Depressivität und somatische Angstsymptome gegenüber den Normwerten der Allgemeinbevölkerung erhöht. Allerdings schienen keine Unterschiede im Ausmaß der Beschwerden beim zusätzlichen Vorliegen oder Fehlen einer Hörminderung zu bestehen. Sullivan et al. (1993a) warfen in ihrer Arbeit die Frage auf, ob sich unter den untersuchten Schwindelpatienten nicht eine hohe Zahl von „psychogenen" Schwindelformen verbarg.

Psychogene
Schwindel-
formen
erschweren
statistische
Aussagen

Schon seit Jahrzehnten wurden zahlreiche Arbeiten zu psychosomatischen Aspekten des Schwindel bei M. Menière publiziert, die an anderer Stelle zusammengefasst sind (Jakes, 1988; Rüster, 1989). Rüster kommt nach einem Literaturüberblick und seinen eigenen Untersuchungen zur Überzeugung, dass beim M. Menière deutliche Hinweise auf eine Psychogenese vorliegen. Tierexperimentelle Ergebnisse (Kuhn et al., 1994) und klinische Erfahrungen lassen vermuten, dass Stressoren als Trigger beim Menièreanfall beteiligt sind (Jahnke, 1994; Schaaf, 2001). Unterzieht man im Gegensatz dazu Patienten mit M. Menière einer gründlichen psychometrischen Untersuchung, zeigt sich in unterschiedlichen Ausprägungen ein signifikantes psychopathologisches Profil mit hohen Angstpegeln und

phobischen Anteilen (SCL-90) gefolgt von depressiven Störungen (Martin et al., 1990). Hinchcliffe fand (1967) bei den von ihm untersuchten Menièrepatienten mehr stressvollere Lebensereignisse und mehr psychische Störungen als bei Otosklerosepatienten. Crary und Wechsler (1977)

konnten bei ihren Untersuchungen mit dem *Minnesota Multiphasic Personality Inventory* (MMPI; Gehring & Blaser, 1982) evidente Unterschiede zu Patienten mit unterschiedlichen Innenohrerkrankungen herausfinden: Sie fanden Menièrepatienten psychopathologisch deutlich auffälliger, als Per-

sonen ohne Schwindel. Dieser Unterschied verkleinerte sich deutlich bei
Vergleich mit anderen HNO-Patienten. In ihrem Ergebnis fanden sie mehr
Hinweise, dass Menièrepatienten eher in Folge Ihrer Erkrankung psychisch
belastet sind, als dass M. Menière ein psychosomatisches Krankheitsbild
ist.

1.6.4 Empirische Befunde zu Tinnitus bei Hörminderung

Infolge einer Hörminderung ist die akustische Alarmierungsfunktion des
Gehörs vermindert: Gefahren im Straßenverkehr oder im Beruf führen wiederholt zu Schreckreaktionen, woraus sich dann eine als typische psychosomatische Belastung der Schwerhörigkeit zählende Schreckhaftigkeit entwickelt. In deren Folge fällt es zunehmend schwer, ruhig und gelassen zu
bleiben, es kommt zu Nervosität und psychischer Labilität, die bei 60% der
untersuchten Betroffenen gefunden werden (Richtberg, 1993). Auch im
familiären System führt Schwerhörigkeit zur Notwendigkeit ständiger
Nachsicht und Rücksichtnahme des Partners oder Familienangehörigen.
Unsicherheiten im kommunikativen Bereich (z. B. Übernahme von Essens-
bestellungen im Restaurant) kränken den Hörgeschädigten oft, da er sich in
seiner Selbstständigkeit behindert fühlt, was weniger Ausdruck einer Lau-
nenhaftigkeit als des sehr brüchigen Selbstwertgefühls ist (Fengler, 1990;
Florin, 1990; Richtberg, 1993). Auch aus Solidarität kann der Partner zusammen mit dem Betroffenen in die Isolation geraten, was wiederum mit
Verarmung eigener Lebensqualität des betroffenen Normalhörigen verbunden ist.

Nach einer Umfrage bei Mitgliedern der Schweizerischen Tinnitus-Liga
soll bei ca. 200 Antworten in 20% der Fälle die Schwerhörigkeit schlimmer
bewertet werden als der Tinnitus selbst (Kellerhals & Zogg, 1995). In einer
groß angelegten Studie von Scott et al. (1990; Scott & Lindberg, 2001) an
52 schwedischen HNO- und Schwerhörigenzentren mit einer Gesamtzahl
von 3.372 untersuchten Personen wurde die Erkenntnis gewonnen, dass
Tinnitusbetroffene mit Hörminderung im Vergleich zu den Patienten ohne
Hörbeeinträchtigung vermehrt über Kopfschmerzen, Schwindelgefühle,
Gleichgewichtsstörungen, Schlaflosigkeit, Depressivität, Angst und Kon-
zentrationsschwächen klagten.

Schwerhörigkeit wird nicht selten schlimmer erlebt als Tinnitus

Hörstörungen führen im Vergleich zur Durchschnittsbevölkerung zu einer
vielfach höheren psychischen Belastung im psychosozialen Bereich (Thomas, 1984), zu deutlich höheren psychischen und somatischen Stresssymp-
tomen (Hopkins-Symptom-Checklist – HSCL-90; Eriksson-Mangold &
Carlsson, 1991; Florin, 1990) und gehen mit einer geschätzten zehnmal
höheren Suizidquote der Späthörgeschädigten einher (Richter, 1993; Richtberg, 1980). Solche Angaben sind allerdings mit Vorbehalt einzuschätzen,

Hörstörungen gehen häufig mit psychischen Störungen einher (hohe Suizidrate)

da Selektionsphänomene die untersuchten Stichproben beeinflussen können: Menschen mit Hörstörungen meiden ärztliche Untersuchungen und andere wiederum verleugnen ihre an sich ausgeprägte Schwerhörigkeit. In den sehr sorgfältigen Literaturübersichten von Jakes (1988) sowie Jones und White (1990) scheint es sich bei den psychischen Belastungen überwiegend um vorübergehende affektiven Störungen zu handeln. Zusammenhänge von Persönlichkeitsveränderungen oder paranoider Störungen mit erworbener Schwerhörigkeit wurden nicht gesehen.

Tinnitus kann Sprachverständnis verschlechtern

Newman et al. (1997) fanden eine erhebliche Interferenz zwischen Tinnitus und Sprachverständnis in einer geräuschvollen Umgebung. Unabhängig von der subjektiven Belastung erreichten Tinnituspatienten mit Hörminderung in speziellen Sprachverständnistests schlechtere Werte als eine Vergleichsgruppe von hörgestörten Patienten ohne Tinnitus. Jedoch bestanden keine signifikanten Zusammenhänge zwischen den audiometrischen Sprachverständnismessungen und den Tinnitus bezogenen psychosozialen Handicaps.

1.7 Diagnostische Verfahren und Dokumentationshilfen

Von hoher Wichtigkeit in der psychologischen Diagnostik ist die Tinnitusanamnense, auf die im Kapitel 3 noch näher eingegangen wird (vgl. Kap. 3.4).

1.7.1 Tinnitustagebuch: Tinnituslautheit und Tinnitus-unannehmlichkeit

Das Tinnituserleben selbst, insbesondere hinsichtlich seiner Lautheit und Unannehmlichkeit, sollte in der Eingangsphase, im Verlauf und gegen Ende psychologischer Interventionen täglich zu festgesetzten Zeiten mittels Skalierungen in einem „Tinnitustagebuch" protokolliert werden (siehe Anhang, S. 111). Durch das Tagebuch lassen sich auch Zusammenhänge zwischen besonderen externen und internen Vorkommnissen und dem Tinnitus analysieren und in der Besprechung transparent machen (Goebel et al., 2001a). Das Tagebuch sollte zusätzlich auf Zielvorstellungen wie Analyse der Wirkung von Kognitionen und aktueller Interventionen bezogen sein (siehe Kapitel 4).

Analogskalen – numerisch – visuell

Gut untersucht sind Angaben, die mit so genannten „Analogskalen" eingeholt werden (Kemp & George, 1992; Newman et al., 1996). Es werden skaliert („numerisch") gestaltete oder visuell konzipierte Instrumente ver-

16

wendet (Meikle, 1992). Die Einschätzung der *Tinnituslautheit* ist bei der Erfassung einer Tinnitusproblematik besonderer wichtig, da sie eng mit der Empfindung „Tinnitusbelästigung" zusammen hängt und entsprechend häufig – nicht korrekt – mit dem Tinnitusschweregrad gleichgesetzt wird (Svitak, 1998). **Tinnituslautheit**

Die *Tinnitusunannehmlichkeit* kommt dem eigentlichen Parameter „Tinnitusbelästigung", „quälender Tinnitus" oder „schwerer Tinnitus" am nächsten. Bei einer Graduierung entspricht sie am nächsten dem Begriff „Tinnitusschweregrad" (Axelsson, 1992). Sie lässt sich nicht durch Messgrößen wie Dezibel oder Phon ausdrücken (Hellbrück, 1993). Zwei Drittel der Patienten, die sich wegen dekompensiertem chronischen Tinnitus in stationäre Behandlung begeben, skalieren ihre Tinnitusbelastung mehr im rechten Drittel der Visuellen Analogskala (VAS; Goebel et al., 1992a). **Tinnitusunannehmlichkeit**

Fehlereinflüsse bei VAS gibt es bei Patienten mit starken affektiven Störungen, die in aller Regel zu hohe Intensitäten angeben (Atkinson et al., 1982). Es ist daher im Einzelfall unverzichtbar, zusätzlich eine klinische Einschätzung der Beschwerden des Patienten vorzunehmen und verschiedene Vorgehensweisen miteinander zu kombinieren. **Fehlereinflüsse: affektive Störungen**

1.7.2 Bestimmung differenzierter Tinnitusbelastungen (Tinnitus-Fragebögen)

Zur Erfassung des multidimensionalen Charakters der Tinnitusbelastung sind besonders Instrumente hilfreich, die durch ein breites Spektrum von Fragen den bio-psycho-sozialen Aspekt des Tinnitus erfassen. Hierzu zählen Fragen zu Konzentration, Schlafproblemen, Tinnitusablenkung, Hörproblemen, Hoffnungslosigkeit, Zukunftssorgen, Katastrophierung, psychosomatische Belastungsfaktoren etc., die von den Patienten in unterschiedlichen Abstufungen zu beantworten sind. Eine Reihe von Fragebögen zur differenzierten Erfassung der Dimensionen „Beeinträchtigung" und „Handicap" sind entwickelt worden (Erlandsson et al., 1992). Da diese Bereiche einen wichtigen Tinnitusanteil ausmachen, sollten derart ausgerichtete Fragebögen im Untersuchungsinstrumentarium von Evaluationsstudien nicht fehlen. Sie ermöglichen in einem weit abgesicherten Bereich Angaben zum Tinnitusschweregrad. **Quantitative Parameter des Tinnituserlebens: Tinnitus-Fragebogen**

* *Tinnitus-Questionnaire (TQ) und Tinnitus-Fragebogen (TF)*

Hallam stellte bereits 1984 unter Mitarbeit von Jakes und Hinchcliffe eine Liste von tinnitusspezifischen Fragen vor, die im Rahmen eines großen Forschungsprojektes ermittelt und selektiert wurden (Jakes et al., 1985). Es folgte ein enger wissenschaftlicher Austausch mit der von Goebel und Hil-

Qualität des
Tinnituserle-
bens: kognitive
und emotionale
Belastung,
Penetranz,
Hörproleme,
Schlafprobleme,
somatische
Beschwerden

ler betriebenen Weiterentwicklung, so dass jetzt ein kompatibles zweispra-
chiges Instrument vorliegt (Tinnitus-Questionnaire (TQ); Hallam, 1996a;
Tinnitus-Fragebogen (TF); Goebel & Hiller, 1998, siehe Bestellcoupon
„Tinnitus-Fragebogen" im Anhang, S. 114). TQ und TF sind unter den
bisher publizierten Fragebögen (s. u.) die am besten evaluierten Instrumente (Goebel & Hiller, 1999). 40 der 52 Items sind in 5 faktorenanalytisch
entwickelten Skalen gebündelt (Psychische Belastung, Tinnituspenetranz,
Hörprobleme, Schlafprobleme, Somatische Belastung) und können in einem TF-Gesamtscore ausgedrückt werden.

Der TF-Gesamtscore korreliert erwartungsgemäß allenfalls geringgradig
mit psychoakustisch ermittelten Tinnitusintensitäten. Mittlere bis hohe Korrelationen finden sich dagegen in den psychischen Bereichen (Symptom-
Checklist SCL 90-R; Derogatis, 1986), hohe Koeffizienten (r = > 0,7) für
die Skalen „Depressivität", „Ängstlichkeit", „Zwanghaftigkeit"; Prytulla,

1998), mittlere Korrelationen (r = 0,5) für Werte einer Depressionsskala
(ADS; Hautzinger & Bailer, 1995; Prytulla, 1998) und des Stait-Trait-Angst-
inventars (STAI; r = 0,53; Laux et al., 1991; Prytulla, 1998). Korrelationen
mit den Variablen Tinnituslautheit (VAS) und Tinnitusunannehmlichkeit
(VAS) sind mit 0,69 bzw. 0,74 mit zunehmender Anwendungsfrequenz entsprechend hoch (Svitak, 1998).

Zur orientierenden Untersuchung kann der im Anhang (vgl. S. 113) wie-
dergegebene „Mini-Tinnitus-Fragebogen (Mini-TF)" dienen (Durchfüh-
rungsdauer einschließlich Auswertung: 5 Minuten). Er wurde als Screeningverfahren mit den 10 validesten Items des Gesamt-TF entwickelt
(Goebel & Hiller, 2000). Er erfasst die Dimensionen „Emotion", „Kognition", „Anspannung", „Psychosoziale Belastung", „Schlafstörung" und
„Konzentrationsstörung".

1.7.3 Expertenurteil (STI)

Die bisher aufgeführten Instrumente sind Selbstbeurteilungs-Inventare. Zur
Erfassung und Dokumentation des Therapeuteneindrucks steht darüber
hinaus der Abschnitt zu psychologischen Aspekten des Tinnitus des *Strukturierten Tinnitus-Interviews (STI)* zur Verfügung, für dessen 20 Items gute
Reliabilitäts- und Validitätskennwerte bestehen (Goebel & Hiller, 2001a).
Es stellt eine Ergänzung zum *Tinnitus-Fragebogen (TF)* dar, in dem psychosomatische Symptome und Beeinträchtigungen mit dem Patienten selbst
besprochen werden (siehe auch Kapitel 3).

1.7.4 Tinnitusschweregrad

Schweregradbereiche können bei der Indikationsstellung für ambulante oder stationäre Therapien sowie für ein Qualitätsmanagement (Verlaufsbeobachtung) herangezogen werden. Die Normquartile des *Tinnitus-Fragebogens* (TF-Gesamtscore), des *Mini-Tinnitus-Fragebogen* (Mini-TF) sowie des *Strukturierten Tinnitus-Interviews (STI)* sind für alle drei Instrumente aus einer weitgestreuten Personengruppe von Patienten aus psychosomatischen und HNO-Kliniken sowie Tinnitusambulanzen ermittelt worden (vgl. Tabelle 5).

Quartile: TF, Mini-TF, STI

Tabelle 5:
Quartile für TF-Gesamtscore, Mini-TF und STI (Goebel & Hiller, 1998; 2000, 2001a)

Tinnitusschweregrad	TF-Gesamtscore	Mini-TF-Score	STI-Score
leichtgradig	0 bis 30	0 bis 9	0 bis 4
mittelgradig	31 bis 46	10 bis 13	5 bis 12
schwergradig	47 bis 59	14 bis 16	13 bis 20
schwerstgradig	60 bis 84	17 bis 20	21 bis 40

1.7.5 Erfassung psychischer Komorbidität

Besteht die Möglichkeit, sollte ein allgemeines psychopathologisches Screening erfolgen. Des Weiteren ist für spezielle Tinnitusambulanzen und Therapiezentren zur Aufklärung der psychiatrischen Komorbidität ein klassifikatorisches Screening im Sinne des DSM-IV bzw. ICD-10 zu empfehlen (z. B. „Internationale Diagnosen Checklisten für ICD-10 (ICDL)" oder alternativ die „Internationale Diagnosen Checklisten für DSM-IV"; Hiller et al., 1997; Hiller & Goebel, 2001a). Sie ermöglichen ein rasches und vollständiges Überprüfen der einzelnen Symptome und Zusatzkriterien.

Psychopathologie-Screening

Checklisten für ICD-10 und DSM-IV

Eine weitere Hilfe sind Beschwerdelisten bzw. symptomspezifische Fragebögen, die vom Patienten auszufüllen sind und als Screeninginstrumente aber auch zur Quantifizierung des Beschwerdeausmaß eingesetzt werden können (z. B. „Symptom-Checklist (SCL-90-R)"; Franke, 1995; „Screening für somatoforme Störungen (SOMS)"; Rief & Hiller, 1997; „Allgemeine Depressionsskala (ADS)"; Hautzinger & Bailer, 1995).

SCL-90

SOMS

ADS

Fazit: Psychoakustische Parameter tragen wenig zum Verständnis und zur Quantifizierung einer Tinnitusproblematik bei. Mit der Einführung und Anwendung von Messinstrumenten zur Erfassung der verschiedenen Tinnitusbelastungsfaktoren ist die Qualität des diagnostischen Vorgehens und damit das Verständnis für tinnitusspezifische Aspekte erheblich verbessert worden. Visuelle Analogskalen sind für die Praxisanwendung genügend, um sich z. B. in Form eines Tagebuchs einen Eindruck über die subjektiv empfundene Tinnituslautheit und Tinnitusbelastung zu verschaffen. Zur validen Erfassung tinnitusbezogener Beschwerden und des Tinnitusschweregrades in der Praxis, zur Qualitätskontrolle und in wissenschaftlichen Evaluationsstudien liegen mit dem deutschsprachigen *Tinnitus-Fragebogen (TF)* und dem *Strukturierten Tinnitus-Interview (STI)* zuverlässige Messinstrumente vor, die die allgemein anerkannten Test-Gütekriterien erfüllen und zwischenzeitlich von den meisten Arbeitsgruppen in Deutschland als Standardinstrumente eingesetzt werden.

Es wird empfohlen, immer zusätzlich Screeningverfahren zur Erhebung psychiatrischer Komorbidität einzusetzen.

1.8 Mit Hyperakusis (ICD-10: H93.2) assoziierte Krankheitsbilder (DSM – Achse III), ihre Häufigkeit und klinischen Merkmale

Hyperakusis ist ein noch wenig beforschtes Problemfeld

Obwohl Feldmann (1998a) anmerkt, dass „viele Tinnitusbetroffene über eine Hyperakusis klagen" (S. 102), gibt es im deutschsprachigen Raum nur sporadische Arbeiten oder Diskussionen zu dieser Thematik. Es sollte bei allen Tinnitusbetroffenen auch nach dem Phänomen der Hyperakusis gefahndet werden (Goebel & Fichter, 1996).

Geräusch der Klimaanlage ist zu laut

Die Hyperakusis ist als eine selbstständige Störung anzusehen und betrifft das gesamte akustische Erleben. Hörbare Signale werden bereits bei geringer Intensität als laut oder zu laut oder unbehaglich wahrgenommen. Häufig tritt die Hyperakusis erst Wochen oder Monate nach dem akuten Tinnitus auf und ist auch bei nur einseitigem Trauma (z.B. Hörsturz) beidseits anzutreffen! Die Betroffenen sind oft normalhörig und erleben z.B. das Rauschen eines PC's, Rascheln beim Umblättern der Zeitung, Klimaanlagengeräusche und sogar ihre eigene Stimme als sehr unangenehm bis quälend laut.

1.8.1 Vorkommen

Hyperakusis ohne Tinnitus

Die Hyperakusis tritt einseitig (43%) und beidseitig (53%; Hazell & Sheldrake, 1992) zusammen mit Tinnitus auf, kann aber auch auch ohne Tinnitus vorkommen. Gelegentlich klagen die Betroffenen gleichzeitig über eine Lichtempfindlichkeit und eine erhöhte Schmerzempfindlichkeit (Hazell & Sheldrake, 1992). In nicht wenigen Fällen leiden die Betroffenen derart unter Hyperakusis, dass sie psychotherapeutisch behandelt werden müssen. Nach Umfragen der Schweizer Tinnitus-Liga (Kellerhals & Zogg, 1996) geben 70% der Befragten an, dass sie ihre Lärmempfindlichkeit mehr belastet, als der Tinnitus. Wird eine Hyperakusis an das Kriterium einer

Erniedrigung der Unbehaglichkeitsschwelle (UBS) auf Werte unter 100 dB HL geknüpft, findet sich dies bei etwa 40% (Gray et al., 1996; Gold et al., 1999; Jastreboff et al., 1999) bis 56% der Tinnitusbetroffenen (Repik et al., 2000). Wird ein Abfall der UBS auf unter 95 dB HL mit einer Hyperakusis gleichgesetzt, wird dies von Claussen und Claussen (1986) in ihrem hochselektierten Patientengut einer neurootologischen Praxis („Tinnitussprechstunde") in 37% der Fälle gefunden.

Häufigkeit bei Tinnitus ca. 40%

1.8.2 Ätiologie und Pathophysiologie

Zentrale Hyperakusis

Hazell und Sheldrake (1992) sowie Jastreboff et al. (1999) vermuten als Ursache der Hyperakusis vor allem eine Fehlprogrammierung des zentralen neuronalen Netzwerks mit abnormer Verstärkung oder verminderte Dämpfung der akustischen Signale in zentralen Hörbahnbereichen (medial olivo-cochleäres System), möglicherweise zusätzlich gesteuert durch Kognitionen und limbisches System. Oft ist die Hyperakusis mit einer Verstärkung des Tinnitus über Stunden bereits nach milden Geräuscheinflüssen vergesellschaftet mit allenfalls geringer Störung der Cochleafunktion.

„Fehlprogrammierung des olivo-cochleären System"

Periphere Hyperakusis

Hier finden sich abnorme Muster in den Distorsionsprodukten der otoakustischen Emissionen (DPOAE s.u.; Jastreboff, 1996a; Janssen & Arnold, 1995), also im Sinne einer Überempfindlichkeit der äußeren Haarzellen (ÄHZ) der gesamten Cochlea (siehe Kapitel 2.1.1).

Überempfindlichkeit der Cochlea

Phonophobie

Geräuschempfindlichkeit mit vegetativen Reaktionen bis hin zu Panik gegenüber bestimmten Geräuschqualitäten (Kreide auf der Schultafel, Reiben eines Luftballons, Kindergeschrei bei Lehrern, PC-Lüfter bei „EDV-Opfern", bestimmte Instrumente etc.) ist immer beidseitig (Jastreboff et al., 1999; Hesse, 2001).

Phonophobie ist beidseits

Hyperakusis bei Mittelohrerkrankungen

Hier besteht eine einseitige periphere Geräuschempfindlichkeit infolge der fehlenden Anspannung des Stapesmuskels bei Zunahme der Lautheit (fehlender Stapediusreflex) z. B. bei Lähmung des M. stapedius im Rahmen einer peripheren Facialisparese („Bell'sches Phänomen") oder nach der operativen Abtrennung des M. stapedius bei Otosklerose oder Cholesteatomoperationen mit Ausräumung der Paukenhöhle. Durch die Funktionsstörung ist die reflektorische Dämpfung der Schallleitung auf dem betroffenen Ohr bei großen Lautstärken außer Kraft gesetzt.

1.8.3 Diagnostik und Abgenzung zu Rekruitment

Das Rekruitment ist ein typisches Phänomen der Innenohrschwerhörigkeit. Es besteht ein abnormer Lautheitszuwachs im Bereich der verschlechterten Hörschwelle, wodurch die Unbehaglichkeitsschwelle eher als beim Normalhörenden erreicht wird. Die Geräuschempfindlichkeit besteht im Gegensatz zur Hyperakusis lediglich im geschädigten Frequenzbereich, wodurch nur dort der Dynamikbereich des Gehörs eingeschränkt ist (siehe Kap. 2.1.2). Der „Rekruitmentschwerhörige" ist also für relativ leise Töne schwerhörig, Geräusche aus der Nähe hört er annähernd normal laut, große Lautstärken werden rasch als schmerzhaft empfunden („Bitte nicht so schreien!"). Das Rekruitment ist mit überschwelligen Messungen objektivierbar (z. B. SISI-Test, Fowler-Test; siehe Kap. 2.1.2 sowie Kap. 3.4).

Im ICD-10 wird Geräuschempfindlichkeit mit H 93.2 kodiert. Eine differenzierende Erfassung von Rekruitment und Hyperakusis ist nicht möglich!

- *Geräuschüberempfindlichkeits-Fragebogen (GÜF)*

Zur quantitativen Erfassung der Hyperakusis liegt ein evaluiertes Testinstrumentarium vor, mit dem mittels 15 Items die subjektive Leidensschwere der Hyperakusis in vier Schweregraden erfasst werden kann (Nelting et al., 2002). Der GÜF erscheint sowohl zur diagnostischen als auch zum Zwecke der Evaluation therapeutischer Maßnahmen geeignet.

- *Psychoakustische Messungen*

Die Patienten werden am Audiometer dahingehend untersucht, welche Vergleichstöne oder welches Rauschen „zu laut" ist. Die so ermittelte Unbehaglichkeitsschwelle (UBS) ist auf Werte unter 100 dB HL erniedrigt, in Extremfällen unter 50 dB HL (Gray et al., 1996). Die derart ermittelte UBS spiegelt das Ausmaß der Hyperakusis wieder. Eine weitere Möglichkeit bietet die Erfassung der subjektiven Lautheit mittels VAS im Hörfeld: Je nach den in unterschiedlichen Intensitäten angebotenen Geräuschen skaliert der Patient die Lautheit, die dann in einer Grafik übertragen mit Normkurven verglichen werden kann. Bei der Hyperakusis schneidet die individuelle Kurve die Normkurve etwa im Bereich der UBS (eigene Erfahrungen).

- *Strukturiertes Hyperakusis-Interview*

Zur strukturierten und kategorialen Erfassung der Hyperakusis wird das auf der dem Band beiliegenden Karte beschriebene Vorgehen empfohlen.

1.8.4 Hyperakusis als prognostisches Risiko einer Tinnitusentwicklung

Es ist nicht selten, dass einer jahrelang bestehenden Hyperakusis langsam ein Tinnitus folgt. Das überaktive, „ängstliche" Hörsystem ermöglicht quasi die Wahrnehmung des Tinnitus (Vernon, 1987a). In diesem Fall könnte die rechtzeitige „Behandlung" der Hyperakusis mit Geräuschen (z. B. Rauschgenerator, Verhaltensänderung) einer prophylaktischen Tinnitusbehandlung gleichkommen (Vernon, 1987a). In der Regel ist die Prognose der Hyperakusis sehr gut.

Tinnitusprophylaxe

Fazit: Anamnestisch und mittels überschwelliger Messungen (UBS) sollte bei allen Tinnitusbetroffenen das Vorliegen einer Hyperakusis eruiert werden. Dabei muss dem Patienten erklärt werden, dass zwischen Tinnitus und Hyperakusis ein grundsätzlicher Unterschied besteht, bzw. nur indirekte Zusammenhänge bestehen. In der Regel sistiert die Hyperakusis wieder spontan, was durch Counseling und Geräuschexposition anstelle von vermeidendem Verhalten des Patienten beschleunigt werden kann.

2 Störungstheorien und Störungsmodelle

2.1 Somatische Tinnitusmodelle

2.1.1 Physiologie des Hörens

Ohrgeräusche sind Symptome des Hörsystems. In Abbildung 1 wird zunächst das Ohr mit seinen Abschnitten „Gehörgang", „Mittelohr", „Innenohr", „Cochlea" und „Hörnerv" skizziert.

Der Hörvorgang selbst wird ermöglicht durch Schallaufnahme des Trommelfells, Weiterleitung der Schwingungsenergie über die Gehörknöchelchenkette an das Innenohr (Cochlea) und Übertragung auf die Perilymphe

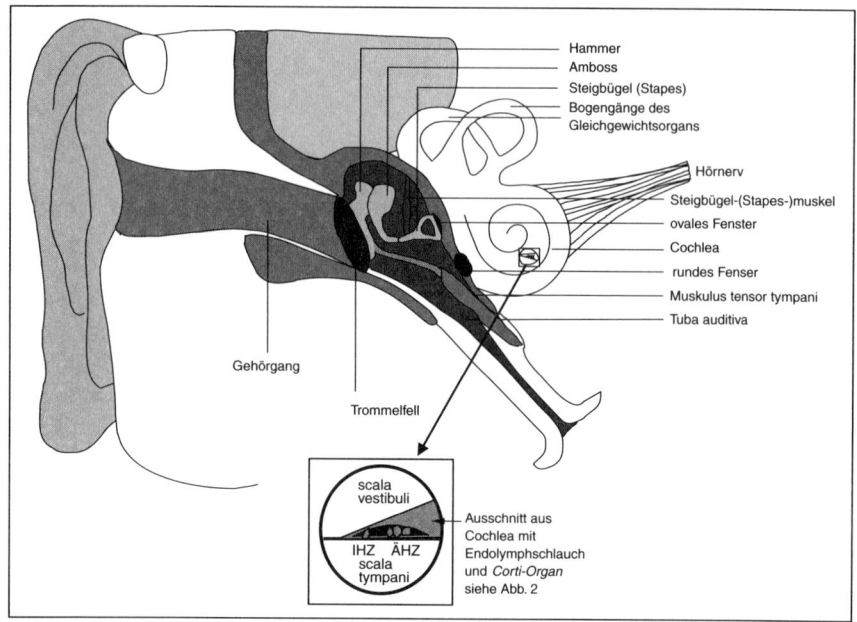

Abbildung 1:
Hörorgan mit Gehörgang (Äußeres Gehör), Mittelohr (Mittelohrknöchelchen, Mittelohrmuskeln), Innenohrschnecke (Cochlea) mit dem Cortischen Organ, mittels dem die akustomechanischen Stimuli in elektrische Impulse transformiert werden und über den Hörnerv höheren Abschnitten des Hörsystems weitergeleitet werden.

der Cochlea. Die dadurch ausgelöste Wanderwelle im Endolymphschlauch führt frequenzabhängig zur Ausbildung eines Lymphwellenmaximums (hohe Frequenzen mittelohrnah am Eingang der Cochlea, niedrige Frequenzen im Innern der Cochlea), das dann den eigentlichen Hörapparat (Corti-Organ; vgl. Abbildung 2) mit seinen Haarzellen an der jeweiligen Stelle erregt.

IHZ: Innere Haarzelle

ÄHZ = Äußere Haarzellen

In der Innenohrfunktion spielen die so genannten Haarzellen, die die eigentlichen Sinneszellen des Ohres darstellen, eine zentrale Rolle (vgl. Abbildung 2). Die inneren Haarzellen (IHZ) sind die eigentlichen Hörelemente im Vergleich zu den äußeren Haarzellen (ÄHZ), denen überwiegend die aktive Aufgabe zukommt, die inneren Haarzellen in ihrer Empfindlichkeit zu modulieren. Dies erklärt die Fähigkeit des Innenohrs, sich auf verschiedene Lautstärken und komplexe Klangbilder einzustellen (Zenner, 1986).

Cochlea = Sinnesorgan

Die Umschaltung akustischer Signale in elektrophysiologische Reizmuster wird im Cortischen Organ, dem eigentlichen Sinnesorgan des Hörsystems, gewährleistet und ist in Abbildung 2 skizziert.

24

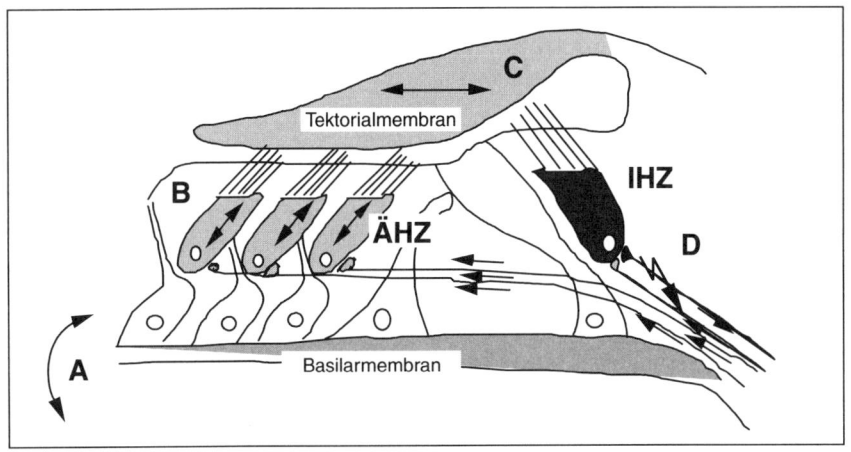

Abbildung 2:
Schematische Darstellung des Corti-Organs mit der mechanoakustischen Transduktion
bei geringen Lautstärken (A = Schwingung der Basilarmembran durch die übergleitende
Wanderwelle; B = Kontraktion der äußeren Haarzellen (ÄHZ) werden von zentral
(efferent) gesteuert (Pfeile); C = Kontraktion der Tektorialmembran mit dadurch ermög-
lichtem Kontakt mit den inneren Haarzellen (IHZ); D = Durch Berührung der Inneren
Haarzellen – den eigentlichen Sinneszellen – mit der Tektorialmembran werden Erregungen ausgelöst und zentralwärts (afferent ⤵) fortgeleitet (nach Michel, 1993).

Beachte: Die inneren Haarzellen (IHZ) des Cortischen Organ sind die
eigentlichen Sinnesorganzellen des Hörsystems, entsprechend den Sinneszellen der Netzhaut des Auges. Hauptaufgabe der ÄHZ ist die Opti-
mierung des Hörvorgangs.

Es handelt sich dabei nicht nur um eine passive und in eine Richtung ver-
laufende Reizaufnahme, sondern bereits im Bereich der Cochlea kommt es
durch efferente Verbindungen zur Analyse und Modulation des sensorischen
Inputs. Efferente Nervenfasern enden direkt an den Haarzellkörpern, vor
allem den ÄHZ, und können vermutlich sowohl die Erregbarkeit der Haarzellen als auch die synaptischen Übertragungsprozesse zwischen Haarzellen und afferenten Nervenfasern, vor allem der IHZ, beeinflussen. For-
schungsbefunde aus Tübingen (z.B. Zenner, 1986) haben bestätigt, dass
die ÄHZ mit ihren Kontraktionen die mechanisch-physiologischen Abläu-
fe in der Cochlea aktiv beeinflussen, etwa indem die Steifheit der Basilarmembran modifiziert wird. Weiterhin können die ÄHZ im „gestrecktem"
Zustand die Tektorialmembran anheben und damit die Empfindlichkeit der
IHZ reduzieren. Im „zusammengezogenen" Zustand steigern sie die Empfindlichkeit der IHZ, im „Dauer-Überregungszustand" möglicherweise auch
im Sinne der „peripheren Hyperakusis" (siehe Kapitel 1.8.2).

IHZ =
Sinneszellen

ÄHZ = efferente
Modulatoren
der Cochlea

Die Aktivitäten der ÄHZ können zwischenzeitlich als sog. otoakustische Emissionen (OAE) mit Hilfe von sensiblen Mikrofonen im Gehörgang messbar gemacht werden (siehe Kap. 3.2.1). Die OAE erfolgen spontan oder als Antwort auf einen externen Schallreiz. Sie sind in der Regel nur in Frequenzbereichen nachweisbar, in denen das Hörvermögen der betreffenden Person intakt ist. Vom Betroffenen selbst können die OAE nicht gehört werden und bis heute sind lediglich mittelbare Beziehungen zwischen der Aktivität der ÄHZ und Tinnitus gefunden worden (Janssen & Arnold, 1995).

Im Anschluss an den Hörnerv durchläuft die Hörbahn mehrere Schaltstellen des Hirnstammes und steht über Querverbindungen mit der anderen Hemisphäre des Gehirns sowie weiteren Systemen in Verbindung (Sprachzentrum, vegetatives Nervensystem, optisches System, kognitives System, limbisches System, sensitives System, Gleichgewichtssystem und Koordinationszentrum von Hals- und Kopfmuskulatur). Die Verarbeitung der wahrgenommenen Geräusche ist ähnlich komplex wie die von Schmerzen (Tonndorf, 1987; Møller, 1996).

2.1.2 Entstehungsmechanismus des Tinnitus

Ähnlich dem optischen System, das bei Störungen nur mit Sehminderung, subjektiven Lichtblitzen oder Lichtempfindlichkeit reagieren kann, führen Störungen des eigentlichen Hörsystems ausschließlich zu Hörminderung, Tinnitus oder Geräuschüberempfindlichkeit. Ein klares und global anwendbares Tinnitusmodell existiert bis heute nicht und ist bei der Vielzahl der Störungen im Hörsystem auch nicht zu erwarten. Festlegungen auf Pauschalhypothesen wie Durchblutungsstörung oder Stress werden der Differenziertheit des Tinnitus nicht gerecht (Fichter & Goebel, 1996; Zenner, 1998; Zenner & Pfister, 1999).

Schallleitungstinnitus

Entzündungsbedingte Störungen der Schallleitung mit Verlegung des äußeren Gehörgangs oder einem Mittelohrerguss oder allein eine Schallleitungsstörung durch Ohrenschmalz (Cerumen) können vorübergehende Ursache eines Tinnitus sein. Der Versuch des Hörsystems die Schallleitungsbedingte Stille zu überwinden machen dann einen hypothetisch vorher nicht wahrgenommenen Tinnitus bewusst (Aufmerksamkeitseffekt durch Stille auf der betroffenen Seite). Vegetativ bedingte „nervöse" Vibration der Mittelohrmuskeln bis hin zu nervösen „Zuckungen" des Stapesmuskel (der wie die Gesichtsmuskulatur vom nervus facialis innerviert wird) können wahrnehmbare Schallphänomene erzeugen, die definitionsgemäß als „bodysounds" (objektiver Tinnitus) kategorisiert werden sollten (siehe Kapitel 1.2).

Sensorineuraler Tinnitus, peripherer Tinnitus

Für die primäre Tinnitusentstehung sind Schäden der inneren Haarzellen (IHZ) und äußeren Haarzellen (ÄHZ) in der Cochlea sowie Störungen des Signaltransfers im Synapsenbereich von wesentlicher Bedeutung.

Wie oben bereits ausgeführt, haben die ÄHZ normalerweise die Aufgabe, leise Schallpegel zu verstärken und laute Schallpegel zu dämpfen, indem sie auf Grund ihrer Kontraktionsfähigkeit z.B. die Basilarmembran entsprechend auslenken. Bei einer Schädigung der äußeren Haarzellfunktion verschlechtert sich somit die absolute Hörschwelle im betroffenen Frequenzbereich auf Grund der wegfallenden Verstärkung. Bei lauten Schallpegeln steigt dagegen die Empfindlichkeit für Lautheitsänderungen rascher an und mitunter wird die Grenze der Unbehaglichkeit schon früher als bei Normalhörenden überschritten (Rekruitment). Ursachen dieser Schädigungen oder komplette Zerstörung der sehr empfindlichen ÄHZ sind Lärm, ototoxische Einflüsse, Labyrinthitis, Menière'sche Erkrankung etc. Fehlt ein Rekruitment bei erhöhter Hörschwelle, so wird in der Regel von einer mittelohrbedingten oder neuralen Schwerhörigkeit ausgegangen.

Rekruitment

> **Beachte:** Der Nachweis eines Rekruitment spricht für einen Schaden der ÄHZ und stellt damit eine Erklärung für einen cochleären Tinnitus dar.

Bei zusätzlicher Schädigungen der IHZ kann die Umwandlung von Schallwellen in elektrische Nervenimpulse nur noch teilweise realisiert werden und mit Hörminderung und fehlerhaften Entladungen der Haarzellen einhergehen (*Transformationstinnitus*; Zenner & Ernst, 1994; Zenner, 1998; vgl. Tabelle 6).

Transformationstinnitus

Es kann sich aber auch um pathologische Prozesse im Bereich der Synapsen (*exzitotoxischer Tinnitus*) sowie um Spontanentladungen von Fasern des 8. Hirnnervs selbst (z.B. Akustikusneurinom) handeln. Møller konnte bereits 1984 zeigen, dass die einzelnen Fasern des Hörnervs asynchrone Spontanaktivitäten („Grundentladung") aufweisen, die sich durch Schalleinwirkung ändern und somit die Information in verschlüsselter Form weitergeben (Møller, 1996; Lenarz, 2001). Ein asynchrones Entladungsmuster würde dann der Information „Stille" entsprechen und nur bei Störungen oder Ausfall einzelner Fasern wäre durch Ausfall oder Verstärkung dieses einzelnen Entladungsmusters die Information Stille gestört. Dies könnte durch eine mechanische Läsion der Cochlea, des endolymphatischen Systems, der elektrischen Entkoppelung von Haarzellen oder durch Schädigung der neuralen Strukturen im Hörnerv selbst entstehen und erklärt vor allem die Wirkung von membranstabilisierenden Medikamenten wie Lokalanästhetika oder Antiarrhythmika oder Antiepileptika.

Exzitotoxischer Tinnitus

Chaos = Stille

Beachte: Chaos im Hörnerv entspricht dem Gefühl der Stille, Abweichungen vom Chaos („Ordnung") wird als akustisches Signal und Tinnitus wahrgenommen.

Weitere Prozesse der peripheren Tinnitusauslösung sind Störungen des Ionengleichgewichts in den verschiedenen Medien der Cochlea, Resorptionsstörungen, Osmolaritätsänderungen, mechanische Verzerrungen beim Endolymphhydrops, unausgewogene Aktivität der Nervenfasern (Michel, 1994; Lenarz, 2001; Zenner, 1998) und schließlich – vermutlich weit seltener, als immer wieder postuliert – Durchblutungsstörungen der Stria vascularis.

Zentraler Tinnitus

● *Primär-zentraler Tinnitus*

Hier handelt es sich um Spontanentladungen oder Versagen von Hemmfunktionen zentraler Hörbahnbereiche (vgl. Tabelle 6). Zur Ursache des neuralen wie des primär-zentralen Tinnitus gehören Akustikusneurinom, Hirntumore der hinteren Schädelgrube, Schlaganfall, degenerative Hirnabbauprozesse unterschiedlicher Art sowie Schädel-Hirn-Traumen (Arnold, 1995; Lenarz, 2001).

● *Sekundär-zentraler Tinnitus, Phantom-Tinnitus*

Die bisherigen Modellvorstellungen der peripheren und primär-zentralen Tinnitusgenerierung gingen davon aus, dass über die pathologische Hörnervaktivität bzw. eine veränderte Spontanaktivität das auditorische System irritiert wird und der Tinnitus auf der Hörrinde als abnormes Muster abgebildet wird (Lenarz, 2001). Zwischenzeitlich werden auf Grund neuerer tierexperimentell gewonnener Erkenntnisse und elektrophysiologischer Befunde bei Tinnitusbetroffenen (Mühlnickel et al., 2000) auch Plastizitätsvorgänge im auditiven Kortex vermutet, die unabhängig von den ursprünglichen peripheren Ursachen zu einer Verselbstständigung im Sinne

Tabelle 6: Tinnitussystematik (nach Zenner, 1998)

Kategorisierung	Formen des Tinnitus	Generatorregion
I Schallleitungstinnitus		Vibration Mittelohr
II Sensorineuraler Tinnitus Typ I:	Motortinnitus	Äußere Haarzellen
Typ II:	Transduktionstinnitus	Innere Haarzellen
Typ III:	Transformationstinnitus	Hörnerv
Typ IV:	Extrasensorischer Tinnitus	Restkategorie
III Zentraler Tinnitus		
	Primär-zentraler Tinnitus	Gehirn, ZNS
	Sekundär-zentraler Tinnitus/ Phantom-Tinnitus	Gehirn, ZNS

28

einer „Zentralisierung" führen und damit zu den eigentlichen Tinnitusgeneratoren werden (Hazell, 1995; Zenner, 1998; Zenner & Ernst, 1994; Zenner & Pfister, 1999; Langner & Wallhäusser-Franke, 1998, 1999; Mühlnickel et al., 2000). Der Tinnitus wäre damit das Pendant zum Phantomschmerz (sekundär-zentraler Tinnitus; Phantom-Tinnitus) (Tonndorf, 1987, 1995; Zenner, 1998; vgl. Tabelle 6).

Grundsätzlich sind Kombinationen mehrerer Tinnitustypen möglich. Dies gilt insbesondere bei Hinweisen auf den sekundär-zentralen Tinnitus.

Phantom-Tinnitus

Beachte: Neuere Erkenntnisse vermuten als Ursache des Tinnitus Plastizitätsvorgänge im auditiven Kortex, die unabhängig von den ursprünglichen peripheren Ursachen zu einer Verselbstständigung im Sinne einer „Zentralisierung" führen und damit zu den eigentlichen Tinnitusgeneratoren werden.

Über die komplexe Verschaltung der beiden Hirnhälften lässt sich auch erklären, dass durch eine kontralaterale Beschallung Tinnitus im gegenseitigen Ohr beeinflusst werden kann und dass es gelegentlich vorkommt, dass der Tinnitus auch auf der Gegenseite wahrnehmbar wird. Vergegenwärtigt man sich die hier skizzierte neurophysiologische Differenziertheit des Hörsystems, erscheint besonders beim chronischen Tinnitus die Dichotomisierung in somatogenen und psychogenen oder peripheren und zentralen Tinnitus problematisch.

Dichotomisierung in psychogen und somatogen oder peripher und zentral ist problematisch

2.1.3 Ansätze zur ätiologischen Eingrenzung des Tinnitus (DSM – Achse III)

Ziel der folgenden Darstellung der einzelnen Störungen ist es, die somatischen Ursachen des Tinnitus kennenzulernen und damit dem Untersucher die Kompetenz zu vermitteln, zumindest in Konturen die einzelnen Krankheiten zu verstehen und dem Patienten mit der entsprechenden Kompetenz zu begegnen. Damit kann die fachärztliche Diagnostik jedoch keinesfalls ersetzt werden (Weitere Fachliteratur: Feldmann, 1998a; Goebel & Hiller, 2001; Goebel, 2001a).

„Psychologischer Tinnitustherapeut" sollte HNO-Krankheiten kennen

Hauptursache des Tinnitus sind Funktionsstörungen des Innenohrs und zentraler Hörbahnabschnitte. Zusammenhänge mit Innenohrschwerhörigkeit als chronisch-progrediente Form oder als Lärmschwerhörigkeit, gefolgt von Morbus Menière und Hörsturz machen in klinischen Studien zusammen mehr als zwei Drittel der Tinnitusursachen aus (Lenarz, 2001; vgl. Tabelle 3). Erklärungen für Schwankung der Lautheit über Stunden, Tage oder Wochen, die von einem Teil der Betroffenen angeben werden, sind Einflüsse des vegetativen Nervensystems, muskuloskelettaler Bereiche der Hals-

Innenohrschwerhörigkeit, Lärmschäden, M. Menière und Hörsturz machen zwei Drittel der Tinnitusursachen aus

wirbelsäule (zervikogene Anteile) oder von Kiefergelenk und Kaumuskulatur (stomatognathogene Anteile).

Schließlich gibt es Betroffene, deren Tinnitus anfallsweise auftritt. Zwischen quälenden Tinnitustagen gibt es wiederum Phasen, in denen das Geräusch völlig verschwunden ist. Dies ist beispielweise bei Patienten mit Morbus Menière der Fall, die zusammen mit einer Tinnitusattacke von einem heftigen Drehschwindelanfall und einem passageren einseitigen Hörsturz befallen werden.

Tinnitus tritt auch bei Erkrankungen auf, die nicht primär das Gebiet der Hals-Nasen-Ohrenheilkunde betreffen. Hierzu gehören häufig die Zahnheilkunde und die Orthopädie: Störungen im Kiefergelenkbereich und das häufig verbreitete Zähneknirschen (Bruxismus) können mit Tinnitus einhergehen oder können einen bestehenden Tinnitus verstärken. Auch traumatisch oder durch chronische Muskelverspannungen bedingte degenerative Veränderungen an der Halswirbelsäule können häufig unterschiedliche Arten von einseitigem Tinnitus verursachen.

Tinnitus bei Hörsturz

Der idiopathische Hörsturz ist charakterisiert als ein akuter, aus scheinbarem Wohlbefinden heraus (idiopathisch) auftretender, immer einseitiger Hörverlust im Sinne einer Schallempfindungsschwerhörigkeit. Im Gegensatz zur derzeitigen öffentlichen Beachtung ist die Prävalenz mit ca. 20 pro 100.000 Einwohnern (Klemm & Schaarschmidt, 1989) extrem gering. Die Altersspitzeninzidenz wird mit 40 bis 60 Jahre angegeben (Michel, 1994), kommt aber auch bei Jugendlichen vor.

Der Hörverlust reicht von kaum bemerkt bis zur völligen Ertaubung. Am häufigsten sind die hohen und mittleren Frequenzen betroffen (Glaninger 1982). Tinnitus kommt als Begleitsymptom in 60 bis 80% der Fälle vor. Der Hörsturz ist häufig begleitet von einem Druckgefühl im jeweiligen Ohr (Wattegefühl). In der Regel geht der Hörsturz nicht mit Schwindel einher.

Der Hörsturz zeigt bei einer Beschränkung des Hörverlustes auf den Tieftonbereich (Hydrops) die besten Behandlungsaussichten (70% Voll- und 20% Teilremissionen; Linßen & Schultz-Coulon, 1997). In vielen Fällen kommt es auch ohne medizinische Interventionen zu einer Vollremission.

Tinnitus scheint beim Hörsturz ein prognostisch günstiges Zeichen zu sein: Danino et al. (1984) finden bei einer Serie von 60 Patienten bei den 80% Remittierten in 71% der Fälle zusätzlich Ohrgeräusche, dagegen bei den Nicht-Remittierten nur 39%, die Tinnitus angeben. Ungünstige Prognosen finden sich bei pancochleärem Hörverlust, bei älteren Patienten sowie bei

Hörsturzrezidiven oder bei Hörverlusten, die auf ein vorgeschädigtes Ohr treffen (Boenninghaus, 1996).

Tinnitus bei cerebraler Durchblutungsstörung

Arterieller Hochdruck, Arteriosklerose in Form von Angina pectoris oder peripherer Durchblutungsstörungen mit und ohne Diabetes mellitus sowie apoplektische Krankheitsbilder werden immer wieder in Zusammenhang mit der Tinnitusgenese diskutiert. Angaben einer ernstzunehmenden Untersuchung an 411 Tinnitusbetroffenen der Universität Göteborg weisen demgegenüber nur in 1% der Fälle auf kardiovaskuläre Störungen als Ursachen hin. In der gleichen Studie wird Diabetes lediglich bei 0,5% der Betroffenen für den Tinnitus verantwortlich gemacht (Axelsson, 1992).

Zusammenhänge von Durchblutungsstörungen mit Tinnitus gelten nur in 1% der Fälle als gesichert!

Tinnitus bei Funktionsstörungen der Halswirbelsäule („zervikogener Tinnitus")

Bei Beeinflussbarkeit des Tinnitus durch Halsbewegungen muss an einen zervikogen bedingten Tinnitus gedacht werden. Charakteristischerweise wird der Tinnitus beim morgendlichen Aufstehen als besonders laut empfunden und ist im Tagesverlauf dann wieder rückläufig. Auch Veränderungen der Frequenz und der Intensität bei bestimmten Kopfbewegungen sind typisch für den zervikogenen Tinnitus (Biesinger, 2001). Ein Tinnitus kann durch Traumen (z.B. HWS-Schleudertrauma), Fehlstellungen der Wirbelsäule mit ausgleichender Fehlhaltung, funktionsbedingte Fehlhaltung bei beruflicher Belastungssituation, Manipulationen im Rahmen von Narkosen oder allzu kräftige HWS-Massagen getriggert werden (Brügel & Schorn, 1991). Aber auch *psychosomatische Reaktionsmuster* in Form von Muskelverspannungen des Nackens („hartnäckig"; „halsstarrig") können einen zervikogenen Tinnitus verursachen: Stressbedingte Anspannung der HWS-Muskulatur, einschließlich Hochziehen der Schultern, bedingt durch ängstliche Anspannung, psychogene Verkrampfungen der HWS-Muskulatur im Schlaf besonders während Traumphasen können oft das Fluktuieren des Tinnitus erklären.

Mitverursachung des Tinnitus bis zu 50%

Tinnitus bei Funktionsstörungen des Kiefergelenks („stomatognathogener Tinnitus")

Der Zusammenhang zwischen Tinnitus und craniomandibulären Störungen ist aus einer in Schweden durchgeführten epidemiologischen Untersuchung mit mehr als 1.000 Frauen im Alter von 38 und 60 Jahren belegt

Mitverursachung des Tinnitus bis 50%

31

(Rubinstein et al., 1996). Es lässt sich eine signifikante Korrelation mit dem Vorliegen eines Tinnitus und Kiefergelenk-Knacken und Nackenschmerzen erkennen. Auch das Vorliegen einer *Hyperakusis* korreliert signifikant mit Bruxismus (Zähneknirschen) und Kiefergelenkbeschwerden bzw. -knacken. Funktionsstörungen des Kiefergelenks wurden auch auffällig häufig bei Tinnituspatienten in audiologischen Ambulanzen festgestellt (Rubinstein & Erlandsson, 1991). Solche Patienten berichten oft, dass das Ohrgeräusch sich bei ruckartigem Zubeißen, starkem Gähnen oder bei Verschiebungen des Unterkiefers verändert. Hinweise für eine stomatognathogenen Tinnitus liegen auch dann vor, wenn dem Beginn bzw. der Verschlechterung des Tinnitus eine Kiefer- oder Zahnbehandlung vorausgegangen war. Auch besteht oft gleichzeitig eine Funktionsstörung der Halswirbelsäule (s.o.). Es sind auch eine Reihe von *psychischen Faktoren* beteiligt, die äthiopathogenetisch über eine Hyperaktivität der Kaumuskulatur zur Hypertrophie und einer damit einhergehenden Hypertonie der Muskelpartien zu den entsprechenden lokalen und peripheren Problemen führen („verbissen", „sich festbeißen", „die Zähne zusammenbeißen", „sich durchbeißen"; Neuhauser, 2001). Es gibt Patienten, die durch beidseitigen Druck auf die Schläfen- oder Kaumuskel den bestehenden Tinnitus eindeutig und reproduzierbar verstärken können.

Tinnitus bei Knalltrauma und chronischer Lärmbelastung

Mit 30% häufigste primäre Tinnitusursache

Hinweise für einen durch Knalltrauma bedingten Tinnitus liegen immer dann vor, wenn sich das Ohrgeräusch unmittelbar nach einem Knall in Ohrnähe entwickelt bzw. verschlechtert hat. Von einem Knalltrauma kann auch dann ausgegangen werden, wenn in Zusammenhang mit der Tinnitusentwicklung ein operativer Eingriff im Mittelohrbereich (z.B. Otosklerose, Cholesteatom) stattgefunden hat. Knall- oder extreme Lärmeinwirkung (akutes akustisches Trauma) verursacht meist einen erheblichen Innenohrschaden, der mit einem hochfrequenten Tinnitus verbunden ist. Die ausgelöste Hörminderung betrifft oft nur das Ohr, das der Schallquelle zugewandt war (z.B. Platzen eines Autoreifens, Airbags, Feuerwerkskörper in Ohrnähe, Ohrfeige, Kuss auf Ohr, Bolzenschussgeräte etc.)

Starke und länger andauernde Lärmexposition kann bei vielen Tinnituspatienten als ursächlich relevante Bedingung angenommen werden, wenn in der Vergangenheit über viele Jahre hinweg eine starke Lärmbelastung (z.B. am Arbeitsplatz, bei Wehrübungen) bestanden hat.

> **Beachte:** Einerseits kommt es lediglich in etwa 20% bis 30% der Fälle von Lärmschwerhörigkeit zu Ohrgeräuschen, andererseits gehören Lärmschäden zu den häufigsten Tinnitusursachen.

32

Ursächlich werden zunehmend auch Lärmschädigungen durch Freizeitaktivitäten wie Diskothekenbesuch, Rockkonzerte, Musik bei gleichzeitig offenem Autodach, Motorradhelm und die übliche Dauerbeschallung durch so genannte „Walkmen" verantwortlich gemacht. Hinzu kommen unsachgemäße Benutzung von Heimwerker-Geräten.

Innenohrschädigung durch Freizeitlärm nimmt zu

Die Lärmanamnese sollte möglichst lückenlos erhoben werden. Oft lässt sich dabei herausarbeiten, dass die beim akuten Tinnitus besonders bemerkte Hochtonschwerhörigkeit schon viele Jahre vor dem Tinnitus bestanden hat, also möglicherweise der jetzt erstmals audiometrisch aufgefallene Hörschaden nur indirekt oder überhaupt nicht mit dem akuten Tinnitus zusammenhängt, sondern lediglich den Boden bildet, auf dem der Tinnitus „besser" wahrgenommen werden kann!

Lärmschaden geht dem Tinnitus oft viele Jahre voraus

Tinnitus bei Schädelhirntrauma

Detonationsschäden und Schädeltraumen können durch Schallschwingungen (Körperschall) über den Knochen direkt das Innenohr schädigen, aber auch das Mittelohr und andere Bereiche des Ohres. Es finden sich daher oft in Kombination Anzeichen eines Knalltraumas und Anzeichen für zentralnervöse Hörsystemschädigung.

Tinnitus nach Schädelverletzung oft übersehen

Tinnitus bei Morbus Menière (Schwindel)

Tinnitus tritt in 5 bis 10% der Fälle in Zusammenhang mit Morbus Menière auf. Klinisches Merkmal des Morbus Menière sind rezidivierende *Schwindelattacken*. Charakteristischerweise gehen die Drehschwindelanfälle mit einer einseitigen Innenohrschwerhörigkeit, Tinnitus und einem Druckgefühl in der Tiefe des Ohres einher. Der Tinnitus ähnelt oft einem tiefen Brausen oder Breitbandrauschen und ist bereits von gering überschwelliger Intensität überdeckbar. Im späteren Stadium sind Schwerhörigkeit und Tinnitus permanent vorhanden, nehmen aber in Zusammenhang mit den Schwindelattacken vorübergehend zu. Ein Übergreifen der Erkrankung auch auf das andere Ohr ist möglich, die Häufigkeit je nach Stichprobe unterschiedlich, vermutlich eher selten (vgl. auch Schaaf, 2001).

Tinnitusursache ca. 5 bis 10%

Tinnitus kommt laut Definiton bei allen Menièrepatienten intermittierend vor

Tinnitus bei Otosklerose

Otosklerose ist eine Erkrankung des Mittelohrs, die bereits in der späten Adoleszenz beginnen kann. Sie ist gekennzeichnet durch eine fortschreitende Immobilität des Steigbügels (Schallleitungsschwerhörigkeit). Eine Häufung unter nahen Verwandten wird in 50% der Fälle gefunden. Bis zu 73% der

Ursache für Tinnitus ca. 4%

Schwerhörigen bei Otosklerose geben Tinnitus an, wenn sie danach gefragt werden (Glasgold & Altmann, 1966). 15% bis 20% von befragten Otosklerosepatienten stellen fest, dass das Tinnitusproblem beeinträchtigender ist als die Schwerhörigkeit, wobei etwas mehr Männer als Frauen von Tinnitus betroffen sind. Oft kann die endgültige Diagnose einer Otosklerose erst durch eine operative Probeeröffnung des Mittelohrs gestellt werden.

Tinnitus bei Akustikusneurinom

Das Akustikusneurinom ist ein gutartiger, d.h. nicht metastasierender Tumor mit einem über viele Jahre verlaufendem langsamen Wachstum (8 bis 10% aller Hirntumore). Das von den Gleichgewichtsanteilen des Nervus statoacusticus ausgehende Neurinom wächst zunächst im inneren Gehörgang und komprimiert mit zunehmender Größe immer mehr Anteile der Hörfasern. Zunächst kommt es zu einer einseitigen fortschreitenden Hörminderung, die in 75% der Fälle mit Tinnitus kombiniert sein kann. Gelegentlich kann es auch zu einem plötzlichen Hörverlust wie beim akuten

Tinnitus ist in
ca. 75% der
Fälle Erst-
symptom des
Akustikusneuri-
noms

Hörsturz kommen (15%). Dieser lässt sich durch eine Infusionstherapie mit Abnahme der druckbedingten Anschwellung passager verbessern. In ganz seltenen Fällen kann das Hörvermögen spontan fluktuieren. Am häufigsten findet man eine einseitig langsam fortschreitende Hörminderung, die vom Betroffenen anfangs gar nicht bemerkt wird. In diesen Fällen ist der Tinnitus oder Schwindel (15%) oft das Erstsymptom, das den Patienten zu einer ärztlichen Untersuchung führt.

Als wichtigste audiometrische Untersuchungsmethode bei der Differenzialdiagnostik des Akustikusneurinoms gilt die *Hirnstammaudiometrie* (s. Tabelle 7), bei der sich pathologische Amplitudenänderungen auf der Seite des Neurinoms nachweisen lassen. Als schlüssigste Nachweismethode oder Ausschlussdiagnostik eines Akustikusneurinoms gilt die *Kernspintomographie*. Es besteht dabei die Möglichkeit auch sehr kleine Akustikusneurinome nachzuweisen.

Tinnitus bei zentralnervöser Erkrankung

Beispiele sind Hirnhautentzündungen, Tumore oder systemische Erkrankungen wie z.B. Multiple Sklerose, aber auch schwere Schädelverletzungen mit eventuell nachfolgender vorübergehender Hörminderung. Infektio-

nen (Borreliose, Lues II etc.) können über Affektionen des Mittelohres oder des zentralen auditiven Systems Gewebezerstörungen bewirken, die mit Tinnitus einhergehen.

Tinnitus bei ototoxischer Schädigung

Es gibt nur ganz seltene Fälle, in denen Medikamente Tinnitus verursachen. Die meisten Medikamente sind *nicht* dauerhaft schädigend, da nach deren Absetzen der Tinnitus wieder verschwindet.

Nach Feststellungen von Lenarz (1989) sind wahrscheinlich in nur 2% der Fälle die Ohrgeräusche auf Medikamentennebenwirkungen zurückzuführen. Zu den möglichen Auslösern gehören Extremdosen von Salicylaten (Davis, 1989), Antiphlogistika, Anti-Malaria Mittel, bestimmte Chemotherapeutika, bestimmte Antibiotika und Tuberkulosemedikamente. Auch Kreislaufmedikamente, Antikonvulsiva und Psychopharmaka können zu den Auslösern gehören. Es muss betont werden, dass trotz der weitverbreiteten Erwähnung in den Packungsbeilagen der Medikamente die Wahrscheinlichkeit für einen medikamentenabhängigen Tinnitus sehr gering ist! Dies gilt insbesondere für „Aspirin", Antiphlogistika, Kreislaufmedikamente, Antikonvulsiva und Psychopharmaka. Im Einzelfall kann durch Absetzen des Medikamentes die ursächliche Rolle geklärt werden. **Aspirin in Extremdosen, Gentamycin, Tuberkulostatika, etc.**

Auch endogene Toxine z.B. bei einer Fleischvergiftung oder anderen Erkrankungen (z.B. Mumps) oder zugeführte gewerbliche Gifte (z.B. Quecksilber, Benzol etc.) können an der Tinnitusentstehung beteiligt sein. Dabei sind immer auch andere Krankheitssymptome zu diagnostizieren. **Endotoxine, Mumps**

Die Wirkung von Amalgam wird kontrovers diskutiert (Rubinstein et al., 1991, 1996). **Amalgam?**

Tinnitus bei erblicher Belastung

Anhaltspunkte für eine vererbte Schädigung des Gehörs, einschließlich des Tinnitus, liegen dann vor, wenn eine positive Familienanamnese mit Tinnitus, Hörminderung, Taubheit oder anderen Gehörerkrankungen besteht. Dies soll bei bis zu einem Drittel aller Hörminderungen der Fall sein (Lenarz, 2001). Häufig findet sich bei nahen Angehörigen oder Geschwistern eine seit Kindheit oder Jugend an Taubheit grenzende Schwerhörigkeit oder es kommt dort im Erwachsenenalter zur Entwicklung einer rasch fortschreitenden unerklärlichen Schwerhörigkeit. Häufig wird dies bei Kindern von Verwandtenehen gefunden, wo beide Eltern Träger der Erbanlage sind. Die dominant vererbte Schwerhörigkeit wird meist erst jenseits des Kindesalters manifest mit fortschreitendem Verlauf. **Familiäre Schwerhörigkeit**

Tinnitus bei Mittelohrentzündung und Ohrenschmalz

Tinnitus kann auch ein Begleitsymptom oder die Folge einer Mittelohrentzündung (Otitis media) und gelegentlich das Symptom eines durch Ceru- **Mittelohrentzündung** men (Ohrenschmalz) verschlossenen äußeren Gehörgangs sein. Da bei einer kompliziert verlaufenen Otitis media notwendigerweise manchmal auch ototoxische Antibiotika angewandt werden, kann die Ätiologie multifaktoriell sein.

Otologische Störungen ohne Tinnitus

Gehörschäden ohne Tinnitus sind häufig

Ausgewogene Schädigung IHZ und ÄHZ?

Oft wird von den Patienten trotz vorliegenden Schädigungen des Hörsystems kein Tinnitus wahrgenommen. Möglicherweise liegt dies in der unterschiedlichen Funktion der inneren und äußeren Haarzellen, die die eigentlichen Sinneszellen des Ohres darstellen. Bei einem „ausgewogenen" Verlust der beiden Haarzellgruppen könnte ein Tinnitus ausbleiben (Feldmann, 1998a; Lenarz, 2001; Arnold, 1995).

Filterfunktion der Hörbahn?

Andererseits ist es im Hinblick auf die neueren Erkenntnisse denkbar, dass das Tinnitussignal in Kernen des Hörsystems quasi „abgefangen" wird oder bei einschleichendem Verlauf von den Betroffenen überhaupt nicht beachtet wird. Auch ausbleibende Plastizitätsvorgänge der Hörrinde könnten trotz peripherem Schaden ein Fehlen des Tinnitus erklären (Flor, 2000).

Fazit Tinnitusgenese

Tinnitus ist Folge komplexer ätiologischer Bedingungen

Auf Grund der Komplexität des auditorischen Systems sind die exakten Mechanismen der Tinnitusgenese bis heute nicht geklärt. Jedoch spricht vieles dafür, dass in fast allen Fällen anatomische Schädigungen bzw. klar definierbare physiologische Fehlfunktionen vorliegen. Da sich Tinnitus vor dem Hintergrund sehr unterschiedlicher ätiologischer Bedingungen entwickeln kann, gibt es vermutlich eine Vielzahl von Schädigungsformen im Hörsystem. Die Prozesse der Signalverarbeitung zwischen äußerem Gehörgang und auditorischem Kortex sind in faszinierender Komplexität aufeinander abgestimmt. Tritt an irgendeinem Ort innerhalb dieses Prozesses ein Defekt oder eine Dysfunktion auf, so kann ein neuronales Reizmuster entstehen und weitergeleitet werden, das von der betreffenden Person ähnlich wie ein externes Signal wahrgenommen wird. In Analogie zum Phantomschmerz wird daher der Tinnitus zunehmend auch als auditorische Phantom-Wahrnehmung verstanden.

2.2 Mehrdimensionale Tinnitusmodelle

Seit den achziger Jahren haben sich Arbeitsgruppen aus Großbritannien, Schweden, Australien, USA, Niederlande und der Bundesrepublik Deutschland in besonderem Maße der Verhaltenstherapieforschung bei Tinnitus angenommen. Voraussetzung war die Überzeugung, dass Tinnitus einen Prozess bestehend aus somatischen, psychologischen und sozialen Aspekten darstellt. Besonders die mit Ängsten, Depressionen und somatoformen Störungsbildern einhergehende Chronifizierung des Tinnitus wurde als herausfordernde Aufgabe der Therapieforschung angesehen.

2.2.1 Habituationsmodell nach Hallam

Bereits 1984 beschrieben Hallam, Rachman und Hinchcliffe Tinnitus nicht mehr als eindimensionales Reiz-Antwort-Schema, sondern als eine mit kognitivem und emotionalem Erleben eng verknüpfte subjektive Erfahrung (vgl. Abbildung 3). Dieses Modell bildet die Grundlage weiterer Entwicklungen auf dem verhaltenstherapeutischen Sektor.

Als weitere Grundlage psychologischer Interventionen haben Hallam et al. erstmals 1984 ein wissenschaftlich entwickeltes „Habituationsmodell" vorgestellt, das sich von dem neurophysiologischen Angstmodell Horvath's ableitet (1980): Toleranz gegenüber bedeutungslosen Reizen entwickelt sich üblicherweise durch den Prozess der Habituation, d.h., der Reiz rückt sukzessive immer weniger in das Bewusstsein und die Reaktionen auf den Reiz

Tinnitustoleranz ist die Regel

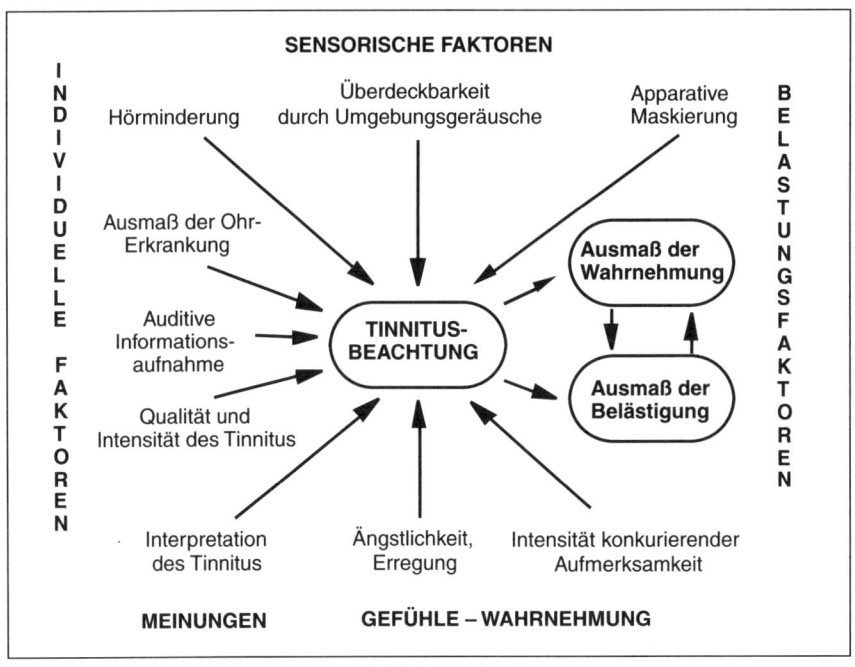

Abbildung 3:
Mehrdimensionales Tinnitusmodell (nach Hallam, 1987)

Angst vor
Tinnitus
motiviert
Vermeidungs-
verhalten und
verhindert
Habituation

werden schwächer. Allerdings kann es unter Umständen mehrere Jahre dauern, bis ein solcher Reiz aus der bewussten Wahrnehmung quasi „herausgefiltert" wird. Hallam betont, dass Toleranz gegenüber einem Ohrgeräusch den „normalen" Zustand darstellt (Hallam, 1989) und dass daher bei Personen mit hoher Tinnitusbelästigung der natürliche Habituationsprozess gestört oder verlangsamt sein muss. Störende Bedingungen in diesem Sinne liegen beispielsweise vor, wenn es wiederholt oder andauernd zu einem erhöhten Erregungsniveau kommt, wenn der Reiz eine besondere affektive Bedeutung erhält (z.B. durch einen sekundären kognitiven Bewertungsprozess; siehe ABC-Modell; Ellis, 1997), wenn die Ohrgeräusche unvorhersehbar variabel und/oder intensiv sind oder wenn eine Schädigung des zentralen Nervensystems vorliegt, die unmittelbar an der Steuerung des Habituationsprozesses beteiligt ist.

Einige Annahmen dieses Modells sind durch empirische Befunde bestätigt. So kommt es im Laufe der Zeit bei den meisten chronischen Tinnituspatienten zu einer Verringerung der subjektiv erlebten Tinnituslautheit und -unannehmlichkeit (siehe Kapitel 1.5). Auch ist aus klinischen Beobachtungen bekannt, dass sich bei Personen mit chronischem Tinnitus die bereits entwickelte Toleranz wieder verringern kann, sobald neue belastende Ereignisse auftreten oder das Ohrgeräusch auf Grund somatischer Ursachen wie z.B. die Überforderung des Innenohrs nach einem Besuch in einer zu lauten Diskothek intensiver wird. Nach dem Modell von Hallam und Mitarbeitern kann die Habituation im Behandlungsprozess erleichtert werden,

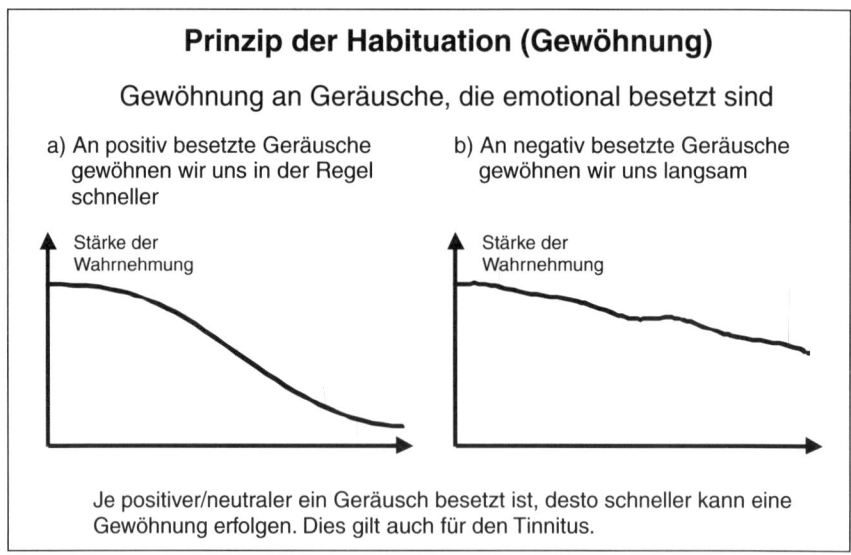

Abbildung 4:
Habituationsmodell nach Hallam et al., 1984 (nach TBT-Gruppentherapie Klinik
Roseneck, Version 2001; unveröffentlicht)

38

wenn der Betroffene zwar seinen Tinnitus beachtet, sich dabei aber im Zustand eines geringen Erregungsniveaus befindet: So erzeugt die Beachtung des Ohrgeräusches zwar kurzfristig eine Belastung, langfristig ist die Habituation die Regel.

Ein sich entwickelnder Tinnitus kann speziell negative Assoziationen auslösen wie z. B. Angst vor einem Hirntumor, einem Schlaganfall, dem ersten Stadium eines totalen Hörverlusts, „verrückt" zu werden oder nichts dagegen tun zu können. Dies führt zu physiologischen Angst- und Anspannungsreaktionen unter Beteiligung des autonomen Nervensystems. Viele betroffene Patienten suchen daher Ärzte und Spezialisten ohne weiteren Erfolg auf („negatives counseling"; Feldmann, 1989). Eine normale Habituation an das Ohrgeräusch kann nicht erfolgen, da dies aus physiologischen Gründen bei mit Angst oder Gefahr assoziierten Reizen erschwert ist (Abbildung 4). Als Ansatzpunkt ergibt sich daraus die Notwendigkeit einer gezielten Beratung mit dem Abbau unbegründeter Ängste und Befürchtungen („Demystifizierung des Tinnitus") sowie bei entsprechender Indikation eine weiterführende kognitive Psychotherapie.

Angstreduktion führt zur Tinnitus-akzeptanz

Fehlattribution

Negatives Counseling

2.2.2 Neurophysiologisches Tinnitusmodell nach Jastreboff und Hazell

In jüngster Zeit wird das sich auf tierexperimentelle Untersuchungen stützende „neurophysiologische Modell" von Jastreboff und Hazell diskutiert (Hazell, 1995, 1999; Jastreboff, 1996b), das wie das Habituationsmodell Hallams als Grundlage psychologischer Interventionen und der Tinnitus Retraining-Therapie (TRT) dient (Goebel & von Wedel, 2001). Die genaue Art der peripheren Schädigung ist nach diesem Modell nicht relevant, sondern vielmehr die Konsequenz, dass bei der Weiterleitung auditorischer Signale abnorme Muster erzeugt werden oder die Sensitivität bestimmter Neuronen erhöht ist.

Hazell & Jastreboff

Als bedeutsam erscheinen auch die Mechanismen der Signalentdeckung. Tinnitusbezogene Signale müssen vor dem Hintergrund der neuronalen Spontanaktivität entdeckt (dekodiert) werden, was überwiegend im subkortikalen Bereich geschieht. So erfolgt z. B. bei der Nennung des eigenen Namens sofort eine Orientierungsreaktion, auch wenn Umgebungslärm herrscht oder die Konzentration gerade auf andere Tätigkeiten gerichtet war. Die Wiedererkennung eines vertrauten und persönlich bedeutsamen Reizmusters gelingt selbst bei geringer Reizintensität sehr leicht. Bezogen auf Tinnitus kann in Analogie dazu vermutet werden, dass dieser „dekodiert" oder „erkannt" wird, auch wenn das entsprechende Grundsignal im auditorischen System relativ schwach ausgeprägt ist. Das Risiko, einen solchen schwachen Tinnitus „zu entdecken" steigt unter erregungssteigernden Bedingungen.

Dekodierung des Tinnitus

Hyperakusis

Auch das Phänomen der Hyperakusis lässt sich durch eine Sensibilisierung der neuronalen Strukturen im subkortikalen Bereich erklären. Aus Tierversuchen ist bekannt, dass bei einem vorübergehenden Rückgang des auditorischen Inputs (wie er bei einer Schädigung des Haarzellsystems auftreten kann) die neuronale Aktivität in einigen zugehörigen subkortikalen Zentren ansteigt.

Akustische Sensibilität bei Stille

Dass das auditorische System in stiller Umgebung sensibler wird, belegt eine Studie von Heller und Bergmann (1953), die hörgesunde Personen in einen schalldichten Raum brachten und feststellten, dass nach kurzer Zeit fast alle Versuchsteilnehmer ein (physiologisches) Ohrgeräusch wahrnahmen.

Fast jeder Mensch hat Tinnitus

Wahrnehmung und Evaluation von akustischen Reizen im auditorischen Kortex basieren vermutlich auf der engen Verbindung mit dem limbischen System.

> **Beachte:** Analog zum Phantomschmerz sind zentrale Stellen des ZNS (Subkortex) an der Entstehung und Aufrechterhaltung des Tinnitus und der Hyperakusis beteiligt.

In Abbildung 5 ist das komplexe Tinnitusmodell mit mehreren Haupt-Ebenen und ihren Vernetzungen umrissen:

1. Die unterste Ebene (1) entspricht den Regionen einer möglichen *Tinnitusgenerierung* (sensorineuraler Tinnitus).
2. Die mittlere Ebene (2) entspricht subkortikalen Zentren (Kernen), mit deren Hilfe der *Mustererkennungsprozess* (Detektion) peripherer Signale geleistet wird.
3. Die Perzeption und Evaluation der neuronalen Aktivitäten findet schließlich im auditiven Kortex statt (oberste Ebene = 3).

Eine bedeutsame Rolle für die Wirkung von apparativen Therapieansätzen und für die Förderung der Gewöhnung (Habituation) spielen die untersten Stufen: 1) „Generierung" und 2) „Detektion": Rauschen eines Maskers bzw. die Kompensierung einer Hörminderung mittels Hörgerät macht es für das zentrale Nervensystem schwieriger, das Tinnitussignal von neuronaler Hintergrundaktivität zu separieren.

Die oberste Ebene „Wahrnehmung und Evaluation" (3) ist für kognitiv-verhaltenstherapeutische Interventionsstrategien von besonderer Bedeutung. Insbesondere das *limbische System*, integrativer Bereich für Empfindungen, Emotionen und Lernprozesse, der für das Verhalten zuständige präfrontale Kortex und das autonome System können über ihre enge Vernetzung mit dem auditiven Kortex die subjektive Wahrnehmung des Tinnitus unterschiedlich beeinflussen und machen die modulierenden Einflüsse von psychischen Faktoren, Schlafstörungen, Stressoren und körperlichen Faktoren nachvollziehbar.

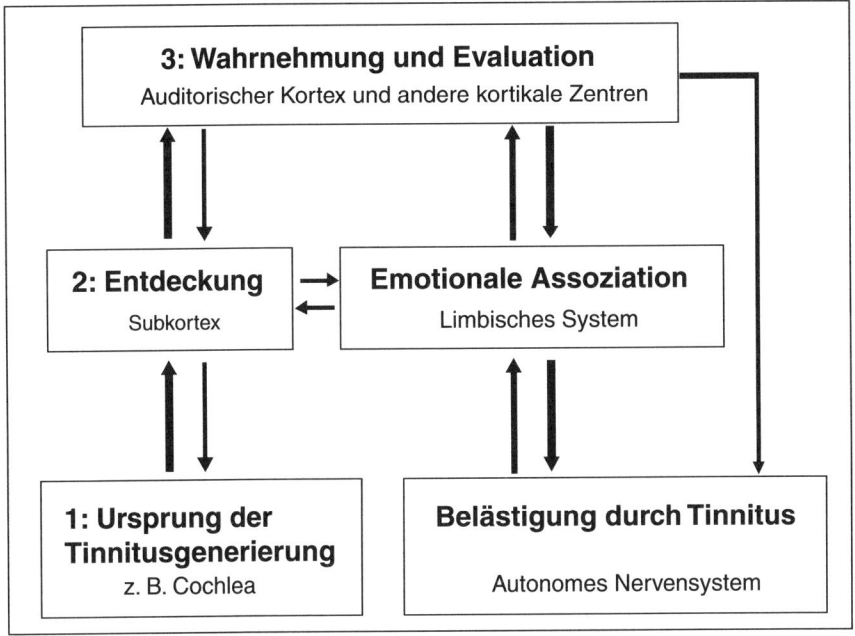

Abbildung 5:
Neurophysiologisches Tinnitusmodell. Schema der zentralen Regelkreise der auditiven
Vernetzung bei Tinnitus (nach Jastreboff & Hazell, 1993).

2.2.3 Biopsychosoziales Tinnitusmodell

Die von der WHO vorgeschlagene Unterteilung von Krankheiten in die
Ebenen *impairment* (somatische Schädigung), *disability* (Beeinträchtigung
in der Verhaltens- und Erlebenssphäre) und *handicap* (Beeinträchtigung
sozialer Bereiche) fügt sich gut in das bio-psycho-soziale Krankheitsmodell der Verhaltensmedizin. Wie bei anderen chronischen Beschwerden
greift beim chronischen Tinnitus das in der Körpermedizin vorherrschende
eindimensionale biomedizinische Paradigma nicht mehr.

**Tinnitus ist ein biopsychosozi-
ales Phänomen**

Entsprechend sind weitere therapeutische Überlegungen nur unter Berücksichtigung von Lebensgewohnheiten, sozialen Belastungen und individuellen Verhaltensbesonderheiten anzustellen. Das Modell ersetzt die Kausalität durch die Funktionalität, die Tinnitusbelastung wird funktional im
Zusammenhang mit organismischen, psychischen und sozialen Kontext-
faktoren erfasst (siehe Verhaltensanalyse). Wie oben diskutiert, beeinträchtigen die somatischen Schädigungen und psychoakustischen Parameter (impairment) nur in wenigen Fällen die Verhaltens- und Erlebensebene
(disability). Letztere wiederum bestimmt nicht vollständig die Beeinträchtigung sozialer Bereiche (handicap).

**Kausalität wird
durch
Funktionalität
abgelöst**

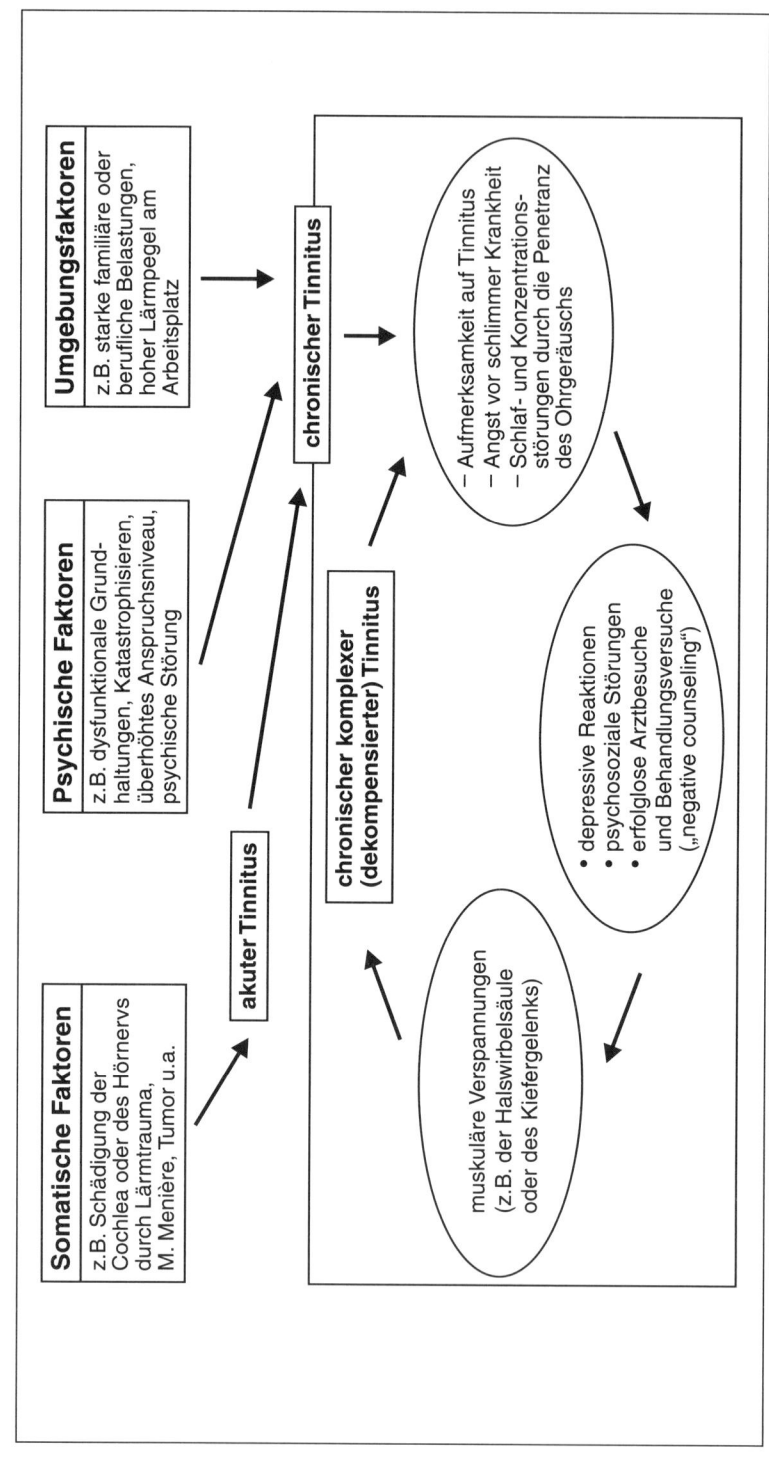

Abbildung 6:

Bio-psycho-soziales Modell der subjektiven Tinnitusbelastung; somatische, psychische und soziale Faktoren sind an der Entstehung und Aufrechterhaltung der Tinnitusdekompensierung beteiligt (nach Hiller & Goebel, 2001a)

Somatische Faktoren verursachen im Anfangsstadium ein akutes Ohrgeräusch, das im Falle von irreversiblen Schädigungen als chronisches Symptom fortbestehen kann. Ein dekompensierter oder komplexer Tinnitus setzt
jedoch zusätzlich die Belastung durch psychische und Umgebungsfaktoren
voraus (Abbildung 6). Über Faktoren wie übermäßige Aufmerksamkeits-
zuwendung, Krankheitsängste oder Schlaf-/Konzentrationsstörungen kann
es zu einem Circulus vitiosus mit psychischer Sekundärsymptomatik und
erheblichem Krankheitsverhalten kommen (Tinnitusteufelskreis; Fichter &
Goebel, 1996). Es ist dabei weniger von Bedeutung, ob z.B. Vermeidungsverhalten als behaviorale Komponente oder Hilflosigkeit als emotional-
kognitive Komponente als Korrelat des Tinnitus oder als Folge des Tinnituserlebens zu verstehen ist. An diesem Modell lassen sich einerseits die
Ätiologie des Tinnitusproblems ableiten und andererseits Erkenntnisse für
die Aufrechterhaltungsbedingungen gewinnen.

Tinnitus-
Teufelskreis

3 Diagnostik und Indikation

3.1 HNO-Diagnostik – Standarddiagnostik

Beim akuten Tinnitus steht zunächst die medizinische Diagnostik im Vordergrund, deren einzelnen Schritte in Tabelle 7 skizziert sind.

Tabelle 7:
Leitlinien zur otologischen Basisdiagnostik bei Tinnitus

Otologische Standarddiagnostik bei Tinnitus	
– Auskultation von Gehörgang und Hals-gefäßen bei pulssynchronem Tinnitus – Otoskopie; Nasopharyngoskopie, Tubendurchgängigkeit und Tympanometrie einschließlich Aufzeich-nung eventuell vorhandener atem- oder pulssynchroner Veränderungen – Tonaudiometrie – Sprachaudiometrie – Unbehaglichkeitsschwelle (UBS) – Brainstem Evoked Response Audiometry (BERA) – Transitorisch evozierte otoakustische Emissionen (OAE) – evtl. Distorsionsprodukte der OAE (DPOAE)	– evtl. Magnetresonanztomographie (MRT) – Vestibulometrie – Funktionsdiagnostik HWS – orientierende Untersuchung von Gebiss und Kauapparat **Tinnitusanalyse:** – Tinnitusfrequenz; Tinnitusintensität (Vergleich mit Rauschen und Sinus-tönen); Residual inhibition (RI); Minimaler Maskierungslevel (MML) mit weißem Rauschen; subjektive Lautheitsskalierung mittels Visueller Analogskalen (VAS) etc.

43

HNO-Arzt,
Neurologe,
Internist,
Zahnarzt,
Manual-
therapeut
Zusätzliche diagnostische Untersuchungen müssen im Zusammenhang mit der Anamnese ergänzend durchgeführt werden, so dass neben einer Untersuchung des Gleichgewichtsorgans durch den HNO-Arzt auch der Neurologe, Internist, Zahnarzt und evtl. ein bezüglich Funktionsstörungen der Halswirbelsäule erfahrener Arzt hinzugezogen werden muss.

Zur Differenzialdiagnostik und psychoakustischen Eingrenzung des Tinnitus sind folgende spezielle Methoden von Bedeutung, über deren Sinn der Tinnitusbehandler orientierend informiert sein sollte.

3.2 Spezielle Tinnitusdiagnostik

Otoakustische Emissionen (OAE)

OAE geben
beim Tinnitus
mit Normakusis
Hinweise auf
Haarzell-
schäden
Die übliche Hörprüfung repräsentiert hauptsächlich die funktionale Integrität des Innenohrs mit den inneren Haarzellen (IHZ) der Cochlea (siehe Tabelle 7) und selbst bei einem substanziellen Verlust von äußeren Haarzellen (ÄHZ) kommt es noch nicht unbedingt zu einer Veränderung der Hörschwelle. Seit 1978 richtet sich daher das Augenmerk auf die spontanen und evozierten otoakustischen Prozesse des Innenohrs (Kemp, 1978). Diese Aktionen cochleärer Vibrationsmechanismen bei den spontanen Emissionen und die „cochleären Echos" bei externer Stimulation entsprechen einem Feedback-Mechanismus zwischen ÄHZ und IHZ. Mit den transitorisch evozierten otoakustischen Emissionen (OAE) und ggf. deren Distorsionsprodukte (DPOAE) kann eine genauere Diagnostik des Funktionszustandes vor allem der äußeren Haarzellen betrieben werden (Janssen & Arnold, 1995; Lenarz, 2001). Bei Fehlen der OAE ist von einer Schädigung der ÄHZ auszugehen und damit ein Hinweis gegeben, dass trotz normalem Audiogramm eine Funktionsstörung des Innenohres vorliegt. McKee und Stephens (1992) ist es bei der Untersuchung junger normalhöriger Tinnitusbetroffener gelungen, die Tinnituspatienten auf Grund der deutlich schlechteren OAE zu identifizieren.

Tinnitusanalyse und psychoakustische Eingrenzung des Tinnitus

Tinnitusanalyse
Subjektiver Tinnitus wird von den Patienten gewöhnlich mit Ausdrücken wie Pfeifen, Klingeln, Rauschen, Zischen, Brausen, Dröhnen etc. beschrieben. Manchmal hören die Betroffenen auch mehrere Geräusche und Töne und charakterisieren sie mit Umschreibungen (Kreissäge, Dampflokomotive, TV-Testsignal etc.). Entsprechend können die Tinnitusarten in physikalisch-physiologischen Größen neben den bereits beschriebenen subjekti-

44

ven Parametern Lautheit und Unannehmlichkeit (Kap. 1.7.1) in Intensität und Frequenz ausgedrückt werden. Die Bestimmung dieser Parameter wird allgemein als „Tinnitusanalyse" bezeichnet, im englischen entsprechend „tinnitus-matching".

Bestimmung der Tinnitusintensität

Mit Hilfe eines Audiometers oder Synthesizers wird wie bei der Bestimmung der Hörschwelle die Tinnitusintensität („loudness-matching"; Vernon, 1987a; Coles & Baskill, 1996) durch den Vergleich mit Sinustönen, Schmalbandrauschen und weißem Rauschen bestimmt (Abbildung 7). Die damit erhaltene Größe „Tinnitusintensität" (im amerikanischen wird loud-

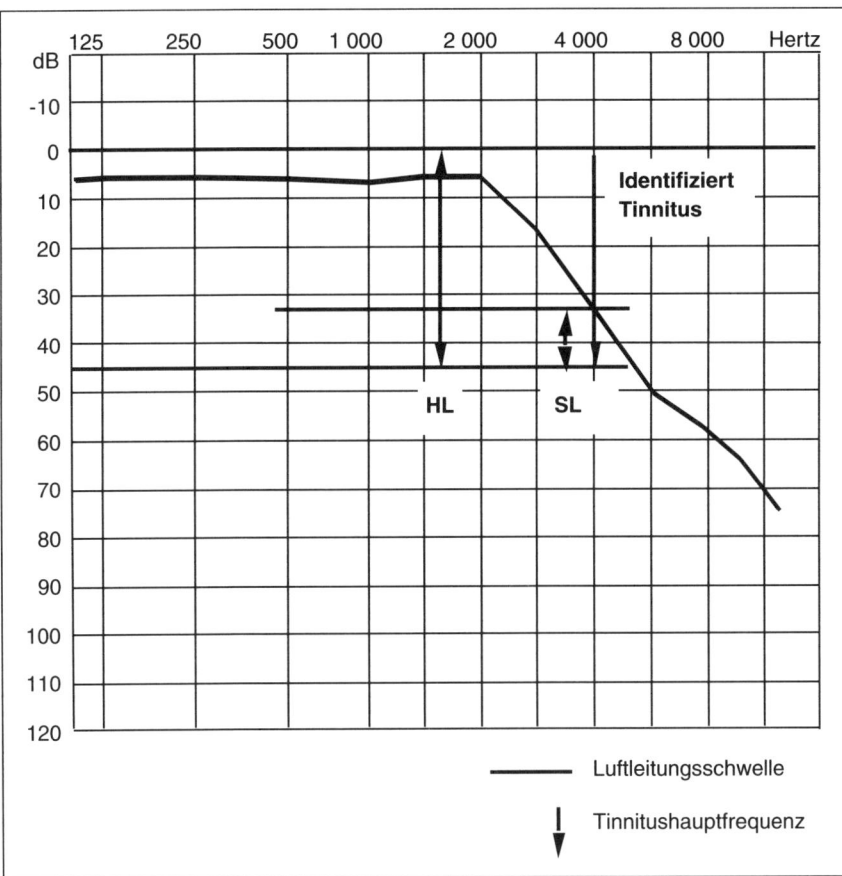

Abbildung 7:
Tonaudiogramm (Luftleitung) mit Tinnitusanalyse: Tinnitusfrequenz 4.000 Hz;
Tinnitusintensität in Bezug zur normalen Hörschwelle: 45 dB HL (Hearing Level);
Tinnitusintensität in Bezug zur individuellen Hörschwelle: 10 dB SL (Sensorial Level)

45

ness oft synonym für Lautheit und Intensität verwendet) wird in Bezug zur normalen Hörschwelle (dB HL) und/oder in Bezug zur individuellen Hörschwelle (dB SL) erfasst. Mit ersterem Wert, der bei Vorliegen einer Hörminderung numerisch höher ist, als die Angabe in dB SL, kann annähernd wiedergespiegelt werden, welche Umgebungsgeräuschpegel den Tinnitus verdecken können (Fowler, 1948).

Most comfortable loudness level (MCLL) Nach Jakes et al. (1986) liegen bei den meisten Betroffenen die Tinnitusintensitäten unterhalb des „most comfortable loudness level (MCLL)" und nur bei wenigen Patienten mit belästigendem Tinnitus finden sich Tinnitusintensitäten, die als aversiv laut bezeichnet werden könnten (Jakes, 1988). Bei letzteren ist zu vermuten, dass die Eingangspegel am Ohr durchaus intensivere Wahrnehmungen im Kortex der Betroffenen auslösen können, wie wir es von der Geräuschempfindlichkeit (Hyperakusis) kennen.

Kaum Korrelation zu subjektiven Parametern Korreliert man die Tinnitusintensität mit subjektiven Lautheitsangaben von Betroffenen (z.B. auf numerischen, visuellen oder skalierten Punkte-Skalen), so finden sich sehr unterschiedliche Korrelationen, die in ihrer Mehrzahl sehr gering sind (Lenarz 2001). Auch die Einbeziehung des nicht tinnitusbetroffenen Ohres bringt keine (Trassera et al., 1996) oder nur eine geringe Steigerung der Korrelation (Henry & Meikle, 1996).

Bestimmung der Tinnitusfrequenz

Tinnitus-frequenz Mit Hilfe eines Audiometers (oder besser eines Synthesizers) wird durch verschieden frequente Vergleichstöne die Tinnitusfrequenz ermittelt. Sie ist wichtiger für Diagnose und Ätiopathologie als die Intensität des Tinnitus.

Das Dominieren von hochfrequenten Tinnitusformen hängt mit dem häufigen Überwiegen von Funktionsstörungen des Innenohrs im Hochtonbereich zusammen. So werden bei etwa 70% Tinnitusfrequenzen > 3.000 Hz gefunden, wobei etwa 40% tonal klingen, gefolgt von Rauschen bei 25% der untersuchten Personen (eigene Untersuchungen). In diesem Zusammenhang ist auch die Beobachtung von Vernon und Press (1996) von Interesse, wie sie bei einer großen Stichprobe der *Tinnitus Data Registery* (TDR) gemacht wurde. Personen mit tonalem/klingelndem Tinnitus skalieren die Lautheit **Tonaler Tinnitus wird intensiv empfunden** ihres Tinnitus auf der visuellen Analogskala (VAS) im Durchschnitt mit 75 von 100 gegenüber den Personen mit einem rauschenden bzw. nichttonalem Tinnitus, die die Lautheit durchschnittlich mit 55 bewerteten. Die Autoren schließen daraus, dass ein tonaler Tinnitus störender ist bzw. intensiver empfunden wird als nichttonale Tinnitusqualitäten.

Tinnitusverdeckung, Bestimmung des Minimal Masking-Level (MML)

Tinnitus verhält sich bei psychoakustischen Messungen grundsätzlich anders als die Verarbeitung eines physikalischen Schallreizes: So ist es möglich, durch Darbietung von Sinustönen oder Schmalbandrauschen auch benachbarter Frequenzen auf demselben, seltener auf dem kontralateralen Ohr, den Tinnitus mit Lautstärken nur gering über der Hörschwelle zu überdecken, d.h. er kann in Gegenwart eines externen akustischen Signals nicht mehr wahrnehmbar sein. Nach Wegnahme der Maskierung erscheint der Tinnitus wieder. Die Tinnitusintensität kann standardisiert in Form des Minimale Maskierungs-Level (MML) ausgedrückt werden: Hierbei wird ermittelt, mit welcher Intensität der Tinnitus durch breitbandiges Rauschen gerade verdeckt wird (Feldmann, 1998b). Damit kann erfasst werden, wie ausgeprägt oder gering die Fähigkeit der entsprechenden Person ist, den Tinnitus aus einer neutralen Hintergrundaktivität zu identifizieren.

Minimal Masking-Level (MML)

Information über „Verdeckbarkeit des Tinnitus"

Fazit Tinnitusanalyse

Das psychologische Profil der Betroffenen und deren individuelle Zusammenhänge mit den Ohrgeräuschen ist von primärer Bedeutung bei der Analyse des Tinnitusschweregrades und der Therapie des chronischen Tinnitus. Maskierungspegel der minimalen Verdeckung (Minimal Masking-Level MML) und die Unbehaglichkeitsschwelle (UBS) sind für das Monitoring bei apparativen Therapien (Maskierungstherapien) und der Hyperakusistherapie brauchbar (Jastreboff, 1996a; siehe Diagnostik).

Psycho-akustische Charakteristika allenfalls zum Monitoring der Hyperakusis relevant

Wenig bedeutsam sind psychoakustische Lautheitsmaße für die Evaluation von psychologischen Verfahren: In zahlreichen Studien zeigte sich im Längsschnitt zwar eine deutliche Abnahme der Tinnitusbelastung (VAS, Fragebögen, Selbst- und Fremdbeurteilung) und der subjektiven Tinnituslautheit (VAS), ohne dass dies mit einer relevanten Veränderung der Intensität korrelierte (Marks et al., 1985; Lindberg et al., 1987; Kirsch & Blanchard, 1987; de Camp & de Camp, 1992; Jastreboff, 1996a, b; Jacobs & van de Bor, 1996; Frenzel, 1998). In Anbetracht dieser Befunde werden schon länger Überlegungen zu Änderungen des Verfahrens angestellt bis hin zu dem Vorschlag, auf die Bestimmung von Intensität und Frequenz ganz zu verzichten (Hazell, 1995).

Abnahme der Tinnitusbelastung korreliert nicht mit psychoakustischen Parametern

3.3 Psychologische Tinnitusdiagnostik

Kommt der Patient zur psychotherapeutischen Behandlung, erwartet er zunächst, dass der Therapeut sich für sein Symptom interessiert. Er möchte

Patient erwartet
vom Psycho-
therapeuten
auch tinnitus-
spezifische
Kompetenz

wie alle Patienten in seinem Leiden verstanden werden. Insofern ist es wichtig, sich ein Bild über den Tinnitus und die Hyperakusis zu machen und damit dem Patienten die Gewissheit zu geben, dass der Therapeut bezüglich Ursachen und Differenzialdiagnostik des Tinnitus kompetent ist. Anhand der so erfassten individuellen Symptomatik soll er ihm anschließend ein Tinnitusmodell vermitteln, in dem sich der Patient wiederfindet und die Therapieziele nachvollziehbar erarbeitet werden können. Die Indikation für eine mehrdimensionale Psychotherapie ergibt sich bei Patienten, die unter ihren Ohrgeräuschen und Hyperakusis erheblich leiden und bei denen die medizinischen Erfolgsaussichten bezüglich einer Tinnitusreduktion oder eines Tinnitussistieren in nächster Zukunft gering sind. Bei der Indikationsstellung für eine Psychotherapie bei Tinnitus sind daher diagnostische Aspekte zu beachten.

In Abbildung 8 sind die üblichen Tinnitusphasen mit Bewältigungsmöglichkeiten skizziert, die zur Tinnitusakzeptanz führen. Je nach Patient ist zu Behandlungsbeginn zu eruieren, in welchem Abschnitt der Patient sich befindet, um dann entsprechend rasch oder langsam die jeweiligen Behandlungsschritte zu initiieren.

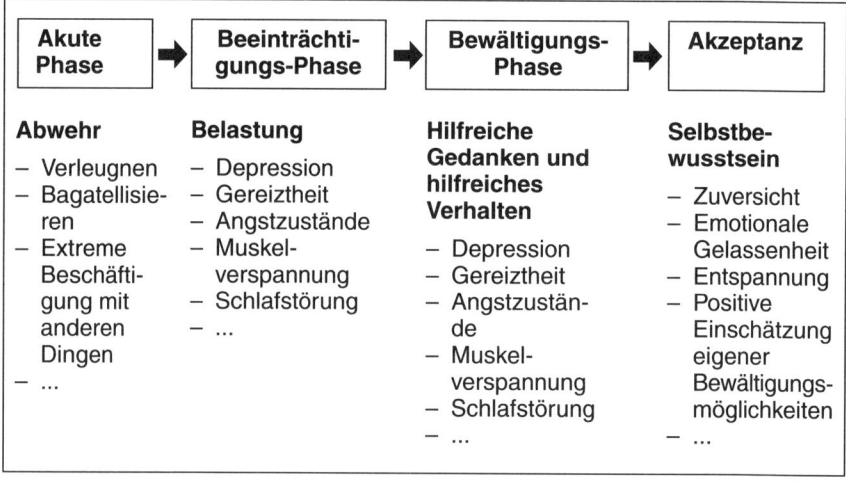

Abbildung 8:
Tinnitusphasen-Modell (nach TBT-Gruppentherapie Klinik Roseneck,
nicht veröffentlicht)

3.4 Das strukturierte Tinnitus-Interview (STI)

Es ist oft schwierig, in dem teils unübersichtlichen und differenzierten Krankheitsbild die Übersicht zu behalten und sämtliche Aspekte in einem persönlichen Gespräch zu behandeln. Wir haben daher zur Erfassung einer eingrenzbaren Anzahl von klinischen Merkmalen des chronischen Tinnitus und zur Erfassung der *neurootologischen* und *psychischen Komorbidität* ein „Strukturiertes Tinnitus-Interview (STI)" entwickelt und evaluiert, in dem als wichtige Eckdaten die Tinnitus-Anamnese, tinnitusassoziierte Aspekte wie Schwindel, Hörminderung und Hyperakusis, die ätiologische Zuordnungen sowie zentrale psychosomatische Aspekte des Tinnituserlebens und der Krankheitsbewältigung erfasst werden (Goebel & Hiller, 2001). Damit werden ausreichend Befunde erhoben, wie es eine psychosoziale Tinnitusdiagnostik erfordert, und es kann abgesichert werden, dass die Untersuchung nicht nach der ersten relevanten Diagnose abgebrochen und darauf hingewirkt wird, möglichst die Vielfalt der somatischen Ätiologien beim Tinnitus in die diagnostischen Überlegungen mit einzubeziehen.

Strukturiertes Interview sichert umfassende Befund-erhebung

Das STI besteht aus insgesamt 63 Items, die in etwa 20 bis 30 Minuten abgearbeitet werden können. Bei den meisten Items handelt es sich um Fragen, die in ausformulierter Form vorgegeben sind. Das STI stellt als Fremd- bzw. Expertenbeurteilung eine wichtige Ergänzung zum *Tinnitus-Fragebogen (TF)* dar, in dem die psychosomatischen Symptome und Beeinträchtigungen mit dem Patienten besprochen werden, um sich in diesem Aspekt nicht nur auf das Fragebogenprofil des TF zu stützen (siehe Bestellcoupon „Strukturiertes Tinnitus-Interview" im Anhang, S. 114).

3.4.1 Aufbau des STI

- *Tinnitus-Anamnese*

In der Tinnitus-Anamnese werden klinische Charakteristika des Tinnitus wie Lokalisation, Geräuschqualität, Frequenzbereich, Lautstärke sowie bisheriger Verlauf beurteilt. Es können audiometrische Ergebnisse der Tinnitus-Bestimmung sowie einer eventuell vorliegenden *Hörminderung* und verschiedene *Schwindelformen* und *Hyperakusis* eingetragen und somit dokumentiert werden. Als Anwendungshilfe stehen weitere Anlageblätter zur Verfügung (HWS- und Kieferdiagnostik, Definition Guthörigkeit, Hyperakusis/Rekruitment).

Anamnese

Hörminderung

Schwindel

Hyperakusis

- *Ätiologische Faktoren des Tinnitus*

In diesem Abschnitt werden in systematischer Form 13 zentrale medizinische und ätiologische Bedingungen erfasst, die nach den derzeitigen wissenschaftlichen Erkenntnissen bei der Entstehung und Aufrechterhaltung des chronischen Tinnitus eine wichtige Rolle spielen und im Kapitel 2.1.3 bereits besprochen sind. Dabei ist zu beachten, dass bei ein und demselben Patienten durchaus mehrere ätiologisch relevante Faktoren vorliegen können.

Tinnitus-ursachen

Häufig Mehrfach-ursachen

- *Psychologische Aspekte des Tinnitus*

20 Fragen zu psychosomatischen Symptomen

Mit insgesamt 20 an den Patienten zu stellenden Fragen werden psychologische (psychosomatische) Symptome und Begleitbeschwerden der Tinnitus-Symptomatik erfasst. Die Konstruktion der Items und der Skalen wurde in Anlehnung an den Tinnitus-Fragebogen TF durchgeführt (Goebel & Hiller, 1998). Des Weiteren wird erfragt, ob der Patient im Zusammenhang mit seinem Tinnitus einen Rentenantrag zu stellen beabsichtigt oder deswegen bereits Rente bezieht.

- *Hörbeeinträchtigung durch den Tinnitus*

Hörprobleme

Tinnitus stellt nicht die Ursache einer Hörminderung dar, kann jedoch die Qualität und Klarheit des Hörvermögens z.T. erheblich beeinträchtigen. Hörschwierigkeiten sind bei Tinnitusbetroffenen und -patienten ein häufiges und belastendes Problem. Nach Befunden von Gabriels (1996) war nach Beginn des Tinnitus in vielen Fällen das Sprachverstehen beeinträchtigt.

- *Penetranz des Tinnitus*

Tinnitus-penetranz

Die ununterbrochene Präsenz und Aufdringlichkeit des Ohrgeräusch stellt für viele Patienten die Hauptquelle ihrer subjektiven Tinnitusbelastung dar. Besonders häufig klagen Tinnituspatienten darüber, dass das Ohrgeräusch sie von Tätigkeiten ablenkt und ihre Konzentration beeinträchtigt, wobei die Konzentrationsfähigkeit eng an das Angstniveau gekoppelt sein kann.

Konzentrations-störung

Es ist daher zu eruieren, ob der Tinnitus den ganzen Tag über bewusst ist und ob der Tinnitus auch bei interessanten Tätigkeiten nicht ignorierbar ist.

- *Entspannungs- und Schlafstörungen*

Anspannung und Übererregbarkeit führen zu Schlafstörung

Tinnitus geht bei vielen Betroffenen mit einem erhöhten Anspannungsgefühl und vegetativer Übererregbarkeit (arousal) einher, was sich besonders deutlich als Schlafstörung äußern kann (verzögertes Einschlafen, nächtliches Aufwachen, frühes Erwachen, morgendliche Müdigkeit und chronische Müdigkeit am Tage). Hallam (1996c) fand Schlafprobleme vermehrt bei Patienten, die ihr Ohrgeräusch besonders am Abend als schwer erträglich erlebten und Erlandsson et al. (1992) fanden vor allem bei beidseitigem oder im Kopf lokalisierten Tinnitus verstärkt Schlafstörungen. Es ist zu beachten, dass der Grad der Schlafstörung mit Depressivität hoch korreliert (0.65; Alster et al., 1993).

- *Emotionale Belastungen*

Emotionale Belastung

Die emotionalen Reaktionen auf Tinnitus können sehr unterschiedlich und vielfältig sein. Der Schweregrad der Tinnitusbelastung korreliert positiv mit Depressivität und Ängstlichkeit. Kirsch et al. (1989) beobachteten, dass ungünstige Copingstrategien zur Krankheitsbewältigung mit vermehrter Depressivität, Ängstlichkeit und Tinnitus-Unannehmlichkeit einhergingen.

50

Rizzardo et al. (1998) zeigten, dass sich psychisch belastete Tinnituspatienten clusteranalytisch auf Grund ihrer Skalenwerte hinsichtlich Depressivität, Ängstlichkeit, Neurotizismus und Hypochondrie gut von psychisch unauffälligen Tinnituspatienten abgrenzen ließen. Es ist also zu eruieren, ob sich der Patient auf Grund des Tinnitus oft niedergeschlagen oder deprimiert fühlt, sich durch den Tinnitus häufig unter Druck oder „gestresst" fühlt bzw. infolge des Tinnitus eine erhöhte Reizbarkeit besteht.

Hinweis auf Depression, Angst, somatoforme Störung

● *Dysfunktionale Belastung*

Im Rahmen der kognitiv-verhaltenspsychologischen Sichtweise kommen Attributions- und Bewertungsprozessen als Determinanten der subjektiven Beeinträchtigung und der Krankheitsbewältigung eine zentrale Rolle zu. Scott et al. (1990) zeigten erstmals, dass Patienten mit geringer Kontrollüberzeugung gegenüber ihrem Tinnitus höhere Werte für Tinnitus-Unannehmlichkeit (discomfort) und geringe Werte hinsichtlich der Anpassung an den Tinnitus aufwiesen. Budd und Pugh (1995) fanden Zusammenhänge zwischen erniedrigtem Kontrollerleben und erhöhten Depressions- und Angstwerten. Perrig-Chiello und Gusset (1996) zeigten, dass Tinnituspatienten nicht nur durch vermehrte gesundheitliche Sorgen und negative Erwartungen an die Zukunft gekennzeichnet waren, sondern auch durch eine Tendenz zu erhöhter Selbstaufmerksamkeit gegenüber dem Tinnitus.

Dysfunktionale Kognitionen

Geringe Kontrollüberzeugung weist auf Depression hin

Erhöhte Selbstaufmerksamkeit

Es ist also abzufragen, inwieweit der Patient dem Tinnitus die Schuld an seinen Schwierigkeiten gibt bzw. der Tinnitus zum Hauptproblem im Leben des Patienten geworden ist. Mit dem Item, ob der Patient sein Leben auf Grund des Tinnitus als nicht mehr lebenswert ansieht, erhält der Untersucher einen Anhaltspunkt bezüglich Suizidalität, der hier weiter nachgegangen werden kann.

Hinweis auf latente Suizidalität

● *Psychosoziale Beeinträchtigungen*

Als Auswirkungen von Tinnitus sind mehrfach negative Folgen für das Ausmaß und die Qualität interpersoneller Kontakte und sozialer Aktivitäten beschrieben worden. Bei Erlandsson et al. (1992) korrelierte der Schweregrad des Tinnitus signifikant (0,66) mit Beeinträchtigungen und Handicaps im Alltagsleben. Nach Ergebnissen aus der HNO-Universitätsklinik Gießen (Schneider et al., 1994) erlebten Tinnituspatienten weniger soziale Unterstützung und mehr soziale Belastungen als eine Vergleichsgruppe ohrgesunder Patienten. Gabriels (1996) befragte in einer aufwändigen Studie auch die Familienangehörigen von Tinnituspatienten. Diese bestätigten, dass sich die Patienten nach dem Einsetzen ihres Tinnitus psychisch erheblich verändert hätten mit geringerer Frustrationstoleranz und vermehrter sozialer Isolierung. Sullivan et al. (1994) beschrieben auf Grund der Angaben von 92 Tinnituspatienten und ihrer Partner erhebliche Beeinträchtigungen im Rollenverhalten und den partnerschaftlichen (ehelichen) Interaktionen.

Hohe Tinnitusbelastung lässt Handicap erwarten

Positive Verstärkung von Tinnitusverhalten?

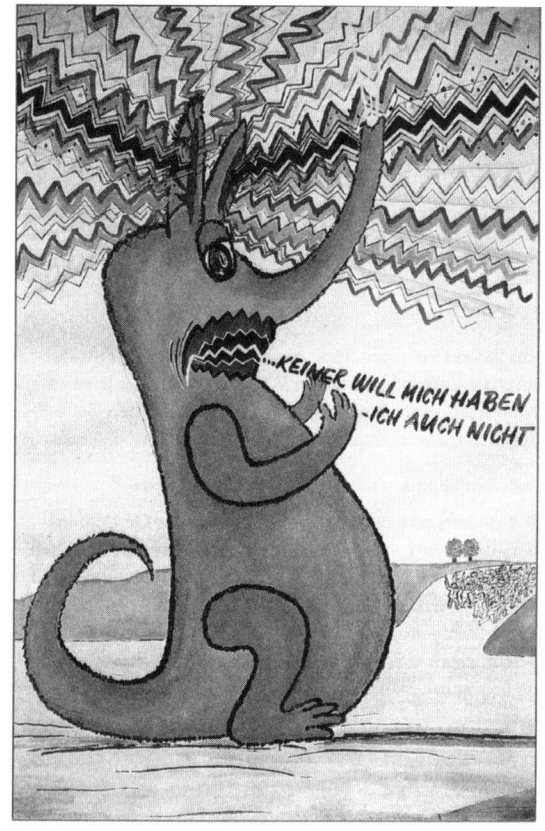

Abbildung 9:
Bild aus der Gestaltungstherapie zu Beginn der Behandlung. Der Patient gestaltet sich als
abgelehnter Tinnitus, vor dem sich alle fürchten und der sich selbst nicht ausstehen kann.

● *Berufliche Beeinträchtigungen*

**Vernachlässi-
gung der
psychosozialen
Komponenten**

**Rentenbegeh-
ren beachten**

**Negative
Verstärkung
als operanter
Faktor**

Nicht selten gehen emotionale und psychosoziale Belastungen so weit, dass
die berufliche Leistungsfähigkeit erheblich beeinträchtigt ist und damit
Konsequenzen wie Versetzung oder Arbeitsplatzverlust befürchtet oder hin-
genommen werden müssen. In einer eigenen Studie mit stationären Tinnituspatienten fanden wir Zusammenhänge zwischen der psychischen Tinnitusbelastung einerseits sowie vermehrten Arbeitsunfähigkeitszeiten und
Rentenwunsch andererseits (Goebel & Hiller, 1996). Es ist daher unbedingt zu eruieren, inwieweit in Zusammenhang mit dem Tinnitus ein Rentenbegehren (negative Verstärkung als operanter Faktor?) bzw. eine bereits
erfolgte Berentung vorliegt.

3.5 Indikation zu den unterschiedlichen Therapieformen

Therapieindikation je nach Tinnitusschweregrad

Beim chronischen Tinnitus kann bereits auf ein ausgearbeitetes Stufensche-ma zu unterschiedlichen Behandlungsformen verwiesen werden, das unter Mitwirkung des Autors in einer multidisziplinären Arbeitsgemeinschaft von HNO-Ärzten, Audiologen, Psychotherapeuten unter Beratung des MdK (Med. Dienst der Krankenkassen) ausgearbeitet und veröffentlicht wurde (ADANO, 1998; Tabelle 8). Die Tinnitusbelastung bildet dabei einen Scree-ningfaktor für die Indikation einer zunächst tinnitusfokussierten Psycho-therapie, wie es nach der Tabelle 8 nachvollziehbar wird. Als Orientierungs-hilfe können die Quartile des Mini-TF, TF oder des STI (siehe Tabelle 5, Kap. 1.7.4) herangezogen werden. Je höher der Schweregrad, umso wahr-scheinlicher findet sich eine psychische Komorbidität, die an der Entwick-lung und Aufrechterhaltung der Tinnitusbelastung beteiligt ist.

Indikation für stationäre oder ambulante Therapie-settings

Quartile des TF, Mini-TF und STI als Eingangs-screening

Tabelle 8:
In Anlehnung an das ADANO-Stufenschema (1998) zur ambulanten und stationären Behandlung des chronischen Tinnitus (nach Goebel & von Wedel, 2001)

Tinnitusschweregrad nach TF-Gesamtscore	Therapeutische Konsequenz
Schweregrad I (TF-Score: 0-30) VAS Tinnitusunannehmlichkeit: 0-40, kaum Leidensdruck	ein- bis zweimaliges Counseling durch HNO-Arzt, Selbsthilfeliteratur
Schweregrad II (TF-Score: 31-46) VAS Tinnitusunannehmlichkeit: 40-60, kompensierter Tinnitus; Tinnitus leicht störend	Counseling, Relaxationsverfahren, TRT nach psychologischer Diagnostik
Schweregrad III (TF-Score: 47-59) VAS Tinnitusunannehmlichkeit: 60-80, dekompensierter Tinnitus; Tinnitus quälend, nicht selten psychische Komorbidität	ambulante TRT über 1 bis 2 Jahre nach psychologischer Diagnostik, evtl. integrier-te ambulante Psychotherapie; bei psychi-scher Komorbidität: stationäre Therapie
Schweregrad IV (TF-Score: 60-84) VAS Tinnitusunannehmlichkeit: 80-100, dekompensierter Tinnitus, extremer Leidens-druck, meist psychische Komorbidität	primär multimodale stationäre Psychothe-rapie mit Tinnitusbewältigungstherapie, ggf. überleitend in ambulante Psychothe-rapie

(TF-Score = Globaler Schweregrad der Tinnitusbelastung im Tinnitus-Fragebogen (TF); Range: 0 bis 84; Goebel & Hiller, 1998; VAS = Visuelle Analogskalen; TRT = Tinnitus-Retraining-Therapie)

Therapieindikation bei psychischer Komorbidität

Ergeben sich bei der Erhebung der Anamnese und aus den Ergebnissen der Screening-Testverfahren Hinweise auf eine psychische Störung oder liegt ein hoher TF-Gesamtscore bzw. STI-Score vor, ist durch eine ergänzende psychiatrische Diagnostik die jeweilige Störung zu erheben und deren Schweregrad zu erfassen (siehe Kapitel 1.7.5).

Hohe Tinnitusbelas-tung lässt psychiatrische Komorbidität erwarten

Es kann bedeutsam sein, ob die bestehende Störung bereits vor dem Einsetzen oder der Verschlimmerung des Tinnitus bestand oder ob sich durch eine sorgfältige Verhaltensanalyse unter Einschluss von Verhaltenserprobungen eine Unabhängigkeit von der Störungssymptomatik und dem Tinnituserleben identifizieren lässt (s. u.).

Anamnese

Therapieindikation bei somatischer Komorbidtät

Psychische Belastung indiziert Psychotherapie

In der Regel sind direkt mit Tinnitus assoziierte somatische Erkrankungen selten. Bei Patienten mit rezidivierenden vestibulären Schwindelanfällen (z. B. bei Morbus Menière), einseitiger Ertaubung (z. B. nach Akustikusneurinom-OP, nach Hörsturz u. a.), oder beidseitiger Schwerhörigkeit (fortgeschrittene Lärm-Knalltraumata, ototoxisch oder heridtär bedingte Innenohrschwerhörigkeit) ist dann eine psychotherapeutische Behandlung indiziert, wenn entsprechende psychische Komorbiditäten bestehen. Vor allem die sekundären, phobischen Schwindelsymptome machen die Integration physikalischer Behandlungen (Gleichgewichtstraining) erforderlich, was sich im stationären Gruppensetting oft einfacher realisieren lässt.

Ausreichendes Hörvermögen

Lippenablesen

Eine akustische Verständigungsmöglichkeit mit dem Patienten erleichtert die Psychotherapie. Bei höhergradiger Schwerhörigkeit sollten die Patienten vor Therapiebeginn mit Hörgeräten versorgt sein und gegebenenfalls zusätzlich an einem Training zum Lippenablesen teilnehmen (Nähere Informationen erhält man beim Deutschen Schwerhörigenbund DSB, vgl. Anhang). Bei höhergradiger Hörminderung trotz apparativer Versorgung und Lippenablesen ist zumindest ein Gruppentherapiesetting für den Patienten und den Gruppenleiter eine zu starke Überforderung.

3.6 Diagnostik und Therapieindikation in der Verhaltensmedizin (Therapie)

Nach den vorausgegangenen Ausführungen, die einerseits Bereiche der Verhaltensmessung und andererseits bereits Therapieindikationen nach dem Erscheinungsbild des Patienten beinhaltet haben, ist abzuklären, ob eine psychologische Behandlung des chronischen Tinnitus mit verhaltenstherapeutischen Verfahren indiziert ist.

Funktionale Diagnostik

Indikationskriterium hierfür ist die Identifikation der „Störungsursachen" bzw. der die Störung aufrechterhaltenden Bedingungen. Dazu gehört einerseits das Problemverhalten, das die bisherigen Lösungsbemühungen behindert hat und dessen Veränderung am ehesten zur Kompensierung der Symptomatik führen wird. Aus lerntheoretischer Sicht sind besonders die

Auslöser von Bedingungen (im Sinne von klassischer Konditionierung) oder *Verstärker* (im Sinne operanter Konditionierung) von Bedeutung.

3.6.1 Verhaltensbeobachtung

Die Beschreibung beobachtbarer Verhaltensbereiche oder komplexer Verhaltensmuster bietet die Grundlage verhaltenstherapeutischer Interpretationen von der Entwicklung des Krankheitsbildes und den Krankheitsverarbeitungsprozessen.

Es existiert kein typisches Tinnitus-verhalten

Anders als bei Schmerzpatienten existieren wenige Möglichkeiten, ein tinnitusspezifisches Verhalten zu eruieren. Rückzug bis zur Isolation und/oder exzessives Klagen kennzeichnen nur die schweren Tinnitusformen. Bei Verständigungsproblemen ist die Verleugnung der Schwerhörigkeit ein häufiger Lösungsversuch (z.B. Mitlachen über einen Witz, der eigentlich akustisch nicht verstanden wurde). Patienten mit Geräuschempfindlichkeit schützen auffällig frühzeitig mit den Händen ihre Ohren, benutzen Lärmschutz bereits beim Stadtspaziergang, meiden gesellschaftliche Lärmbereiche, geben eigenes Musizieren auf und besuchen z.B. weder Gottesdienst noch Kino oder Konzerte etc. Beim Schwindel sind Unsicherheit beim Gehen, sich Festhalten, Gehhilfen bis hin zum Rollstuhl oft zu beobachten (vgl. auch Schaaf, 2001).

Rückzug und Schonverhalten führt zu Verstärker-verlust

Verhalten bei Schwerhörigkeit

Verhalten bei Hyperakusis und Schwindel

3.6.2 Problembeschreibung und Problemanalyse

In der Therapieeingangsphase werden die für den Patienten bestehenden Probleme zusammengetragen. Hilfreich ist hierfür die Darstellung eines „Problemverteilungskuchens" auf einem Blatt Papier: In einen Kreis werden tortenstückartig sämtliche persönliche Problembereiche, auch die vermeintlich tinnitusirrelevanten Bereiche, eingetragen. Die Größe der „Problemkuchenstücke" sind entsprechend ihrer Gewichtung platzeinnehmend. Die Probleme können dann gemeinsam gewichtet werden, ihre Zusammenhänge miteinander kurz andiskutiert und eine Problemauswahl getroffen werden (Problemstrukturierung und Problemanalyse; Schulte, 1999).

Problemvertei-lungskuchen

Problem-strukturierung

Es braucht zunächst nicht angenommen werden, dass sich hinter dem Symptom Tinnitus, Schwindel oder Hyperakusis „tiefere" oder die „eigentlichen" Probleme verbergen, was nicht ausschließt, dass sich im Verlauf andere, noch behandlungsbedürftige Probleme ergeben.

Die problematischen Aspekte der Symptomatik können orientierend unter den Gesichtspunkten des bio-psycho-sozialen Krankheitsmodells aufgezeigt werden (*Biologische Ebene*: z.B. Gehörschaden, intermittierende kör-

Bio-psycho-soziale Ebene

perliche Unsicherheiten, Intoleranz gegenüber Lärm etc. *Psychologische Ebene*: Angst vor Hörsturzrezidiv oder Ertaubung; Panik bei leichtestem Schwindel mit Angst vor dem nächsten Menièreanfall etc. *Soziale Ebene*: Arbeitsunfähigkeit, Rückzug aus gesellschaftlichen Aktivitäten; passive Vorwurfshaltung gegenüber Ärzten etc.).

Zustands-analyse und Zielanalyse

Schließlich fasst der Therapeut die Schwierigkeiten des Ist-Zustandes zusammen und beschreibt sie derart, dass dem Patienten erste Lösungswege sichtbar werden und er sich zunehmend befähigt fühlt, die Situation in Richtung der implizierten erwünschten Ziele zu diskutieren (Zielanalyse). Hierbei ist die Frage „Welche Problemmuster verlangen eine Veränderung?" hilfreich. Dies könnte z.B. aus der Notwendigkeit bestehen, Schonverhalten (Wiederaufnahme körperlicher Aktivitäten, trotz körperlicher Unsicherheit) und die Tinnitusbeobachtung aufzugeben, sich mit Tagesgeräuschen zu konfrontieren oder konsequent ein Hörgerät zu benutzen etc.

3.6.3 Kompetenzanalyse

Bedeutung von Ressourcen beachten

Im Kontext der Analyse problematischer Bereiche ist es ebenso von Bedeutung, die Ressourcen des Patienten herauszuarbeiten. Wie hat er es geschafft, phasenweise trotz Tinnitus zu schlafen? Was ist für die weniger belasten-den Tinnitusphasen verantwortlich? Wie gelingt es, sich vom Tinnitus abzulenken? Auch sollte dem Patienten vermittelt werden, dass möglicherweise die bisherigen Selbstkontrollmechanismen versagt haben. Weiterhin sollte herausgearbeitet werden, warum der Tinnitus „das Fass zum Überlaufen brachte". Hohe private und berufliche Belastungen, die gerade noch verkraftet wurden, könnten mitverantwortlich sein, dass der Tinnitus das psychische Gebäude destabilisiert hat.

Stressbewälti-gung

Euthyme Pausen

Hier kann bereits darauf hingewiesen werden, dass die therapeutischen Ansätze eine andere Zielrichtung haben müssen, als die bisherigen Strategien, die nichts bewirkt haben (Stressbewältigung anstelle mit letzter Kraft die alten Strategien weiterführen; Pausen mit euthymen Phasen anstelle pausenloses Weiterhetzen etc.).

3.6.4 Verhaltensanalyse

S-O-R-K-KV-Modell

Um die vielschichtige und wechselnde Relevanz der zu berücksichtigenden Informationen in überschaubarem Rahmen und für den Therapeuten das jeweils notwendige Wissen parat zu halten, hilft das Ordnungsschema der Verhaltensanalyse. Das gebräuchlichste Schema ist das „S-O-R-K-KV"-Modell von Kanfer et al. (2000). Hier werden „Auslösende Bedingung der

Symptomatik (*Stimulus S*)", „biologische und psychologisch Vulnerabilität (*Organismusvariable O*)", „symptomatisches Verhalten (*Response R*)", dessen „*Konsequenz (K)*" und deren „*Kontingenzverhältnis (KV)*" zueinander in Beziehung gesetzt.

Die Symptomatik (R)

Das Krankheitsbild (symptomatisches Verhalten R) ist in der Gleichung des S-O-R-K-KV-Modells zunächst die einzige abhängige Variable. Sie ist bedingt durch die vorausgehenden Bedingungen (S) oder von den folgenden Konsequenzen (K): So können Schwindel als Angstäquivalent sich direkt aus der Situation (S) ergeben, die an den ersten Menière-Anfall erinnert, wie etwa Zunahme des Tinnitus oder Hörminderung oder Übelkeit nach einer Mahlzeit. Schonverhalten wie Meidung von Geräuschen oder übertriebener Gebrauch von Oropax® o. Ä. kann andererseits als Konsequenz (K) eingesetzt werden, aus Angst, dass sich die Tinnitussymptomatik verschlimmert oder nicht an die Hyperakusis erinnert zu werden, was wiederum die Tinnitusbeachtung und die Hyperakusis aufrechterhält. Lerntheoretisch wird z. B. beim kleinsten (körperlichen) Unsicherheitsgefühl (S) **Respondent** reflexartig eine Panikattacke mit Hyperventilation ausgelöst (respondentes Verhalten), das Vermeidungsverhalten (K) wird als operante Reaktion be- **Operant** zeichnet und kann je nach Betrachtungsebene als Funktion vorausgehender oder nachfolgender Bedingungen angesehen werden.

Die Problematik kann nach drei verschiedenen Reaktionssystemen untersucht werden:

1. Kognitiv-emotionales Reaktionssystem

Der Therapeut erfasst die mit dem Problem zusammenhängenden intrapsy- **Analyse** chischen Kognitionsmuster, die für das psychische Wohlbefinden abträg- **intrapsychischer** lich sind und untersucht die ablaufenden Prozesse, die aus lerntheoreti- **Kognitionsmuster,** scher Sicht für das vorliegende Problemverhalten verantwortlich sein **Problemverhalten** könnten.

Hierzu gehören Aufmerksamkeitslenkung auf den Tinnitus (z. B. das einer **Teufelskreis:** Habituation entgegenwirkende „Tinnitus-Checken"), Katastrophisierung, **Katastrophisierung – hohe** Kausalattribution (Zunahme der Tinnitusbelastung als vermeintlicher Hin- **Beeinträchtigung** weis auf die Zunahme einer Durchblutungsstörung, Zunahme der Hypera- kusis als Folge von schädigender Geräuschbelastung; Tinnitusverbesserung **Kausal-** wird irrtümlich dem neuen Medikamentenversuch zugeordnet), Schwarz- **attribution** Weiß-Denken, ungünstiges Weltbild (Leistung ist entweder perfekt oder **Schwarz-Weiß-** ungenügend, überzogene Normen und Erfolgskriterien, eine Idee ist ent- **Denken;** weder genial oder trivial; Kompensierung des Tinnitus bedeutet noch kei- **ungünstige** nen Erfolg), ungünstige Selbstverbalisation (Selbsttadel; fehlendes Selbst- **Selbstverbalisation**

57

lob bei „tinnitusarmen" Phasen) etc. Im Kapitel 4.3.3 finden sich hierzu weitere Erläuterungen.

2. Physiologisches Reaktionssystem

Bestehen Panikattacken?

Hier sind die Verstärkung oder Abnahme der Tinnitus-, Schwindel- oder Hyperakusisbelastung zu explorieren, sind Phänomene eruierbar wie schneller Puls, Atemnot mit Schwindel, die eventuell das Äquivalent einer Panikattacke darstellen (Hyperventilationssymptom). Welche Unterschiede und welche Gemeinsamkeiten gibt es im Erleben des Schwindels verglichen mit dem typischen Menière-Anfall? Wovor hat der Patient Angst, wenn er eine Veränderung der aus seiner Sicht somatischen Beschwerden bemerkt? Was tut er dann? Kommt es in bestimmten Situationen zu weiterer körperlichen Symptomen wie Kopfschmerz, Rückenschmerzen, Ausstrahlung von Nacken-Halsmuskelverspannungen zum Ohr (Ohrdruck) etc. Werden die Symptome eventuell durch kognitiv-emotionale Belastungen ausgelöst?

Besteht Ohrdruck?

3. Verhaltensbezogenes Reaktionssystem

Verhaltensexzess

Hier sind die interpersonellen, d. h. die zwischenmenschlichen Verhaltensweisen zu identifizieren wie Verhaltensexzesses (in die Arbeit stürzen, Alkohol, Medikamentenmissbrauch) oder Unterlassungen wie Rückzug, fehlender Blickkontakt, seine Meinung nicht äußern etc.

Im Sozialkontakt fühlen sich Schwerhörige oder Menière-Patienten häufig behindert, wenn sie sich nicht selbstsicher und gewandt einbringen können. Entsprechend fühlen sie sich zunehmend abhängiger vom Partner, da sie in ihm eine letzte Bastion für Hilfe, Verständnis und Zuwendung sehen (Rabaioli-Fischer, 2001). Entwickelt sich aus der Verunsicherung im Sozialkontakt eine soziale Isolierung, muss der Partner zunehmend Aufgaben von Zuwendung und Unterstützung sowie Unternehmungen im privaten Bereich übernehmen. Die meisten Patienten sind sich dieser Abhängigkeit bewusst und dadurch extrem verängstigt. Es ist ihnen bewusst, dass sie damit den Partner überlasten. Dies bedeutet eine Einschränkung der Selbstbestimmung.

soziale Isolierung

Gleichzeitig gilt für jegliche soziale Interaktion, dass z. B. das ständige Ohrgeräusch mit Hörminderung eine Mehrbelastung darstellt: Sie ermüden schneller und müssen lernen, die verminderte Belastbarkeit in der Arbeit auf ihre Erkrankung einzustellen und ihre Ansprüche an sich selbst in entsprechender Art und Weise reduzieren.

Rückzug

Gibt es Hinweise, ob die Symptomatik in bestimmten sozialen Situationen auftritt (Schwindel als Panikäquivalent) oder sich z. B. durch Ängste vor sozialem Kontakt verschlimmert? Wie reagiert das soziale Umfeld auf die

Klagen? Welche Auswirkungen hat die Symptomatik und Erkrankung auf die Lebensgestaltung und den sozialen/beruflichen Status?

Rückzug bewirkt langfristig eine Zunahme der Beachtung des Tinnitus und der Sorge um den eigenen Körper. Durch Schonung werden zunehmend auch schon kleinere Stressoren die Tinnitus- oder Hyperakusisbelastung verstärken. Durch Schonung steigt die Erschöpfungsneigung mit folgender

Krankengeld, Rente

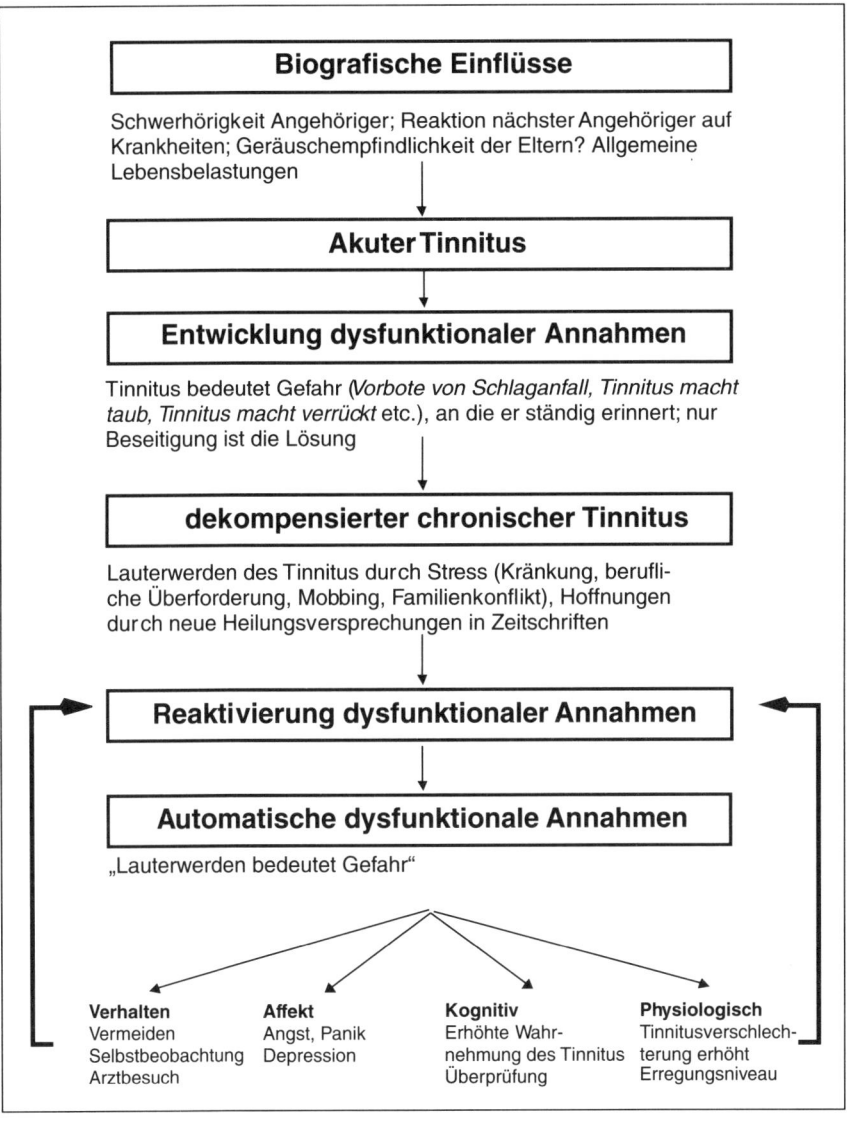

Abbildung 10:
Bedingungsanalyse beim chronischen Tinnitus

Verschlimmerung des Beschwerdepakets. Das Angewiesensein auf Krankengeld oder eine eventuell angestrebte Berentung oder das Versorgtwerden durch Angehörige führen zum Nachlassen des Selbstwertes, was wiederum den Rechtfertigungsgrund „richtig" krank zu sein, erhöht.

Auslösende Situation (S), Bedingungsanalyse

Entstehungsbedingungen: Welche Mechanismen bzw. Faktoren haben vermutlich zur Entstehung des Problems beigetragen?

Unter Berücksichtigung der Lebensbedingungen, Selbstkontrollversuche, Ressourcen sowie subjektiven Erklärungsmuster und Wertesysteme des Patienten (s. u.) werden die Entstehungsbedingungen eruiert, die dem Problem lang (Makroebene) und kurzfristig (Mikroebene) vorausgegangen sind (Abbildung 10).

In der Bedingungsanalyse werden die Erklärungen zusammengetragen, die möglicherweise einen Hörsturz im Sinne der Psychogenese (Entstehungsbedingung) ausgelöst haben, die Entwicklung eines idiopathischen Tinnitus oder die Dekompensierung eines bisher kompensierten Tinnitus gefördert haben (z. B. hohe emotionale Erregung im Zusammenhang mit chronischen psychosozialen Stressoren): Ist dem Hörsturz mit akutem Tinnitus eventuell eine Partnerkrise oder ein Arbeitsplatzverlust vorausgegangen? Ist ein Lauterwerden des Tinnitus oder das Bemerken einer körperlichen Unsicherheit (*Interner Stimulus*) in stickiger Luft, vollem Aufzug o. Ä. der Auslöser für Panikattacken (R) geworden („Jetzt kommt gleich ein Hörsturz oder ein neuer Menière-Anfall!"). Je nach Größe des Beobachtungsausschnitts kann dann die Panikattacke wiederum zum Stimulus (S) werden, in deren Folge (R) der Tinnitus, die Hyperakusis oder die Schwindelerscheinung zunehmen, was dann unweigerlich zum Schonverhalten als eine der möglichen aufrechterhaltenden Bedingungen (Konsequenz K) führt (Teufelskreis s. u.). Je nach aktueller Problemsicht kann dann R zum Ziel therapeutischer Interventionen werden wie z. B. Exposition oder Veränderung der ängstlichen Bewertung.

Bedingungsanalyse: Unter welchen Bedingungen tritt das Problem auf, unter welchen Umständen wird es ausgelöst, aufrechterhalten und chronifiziert?

Reiz-Reaktionsketten

Aber auch ein *externer* Stimulus kann zum Ziel einer Modifikation werden. Lebt der Patient in einem sozialen Umfeld, wo Krankheitsverhalten stabilisierend wirkt (z. B. lebt der erwachsene Patient als Single im gemeinsamen Haushalt mit seiner alleinstehenden Mutter), sind Veränderungen im Sinne von Selbstständigkeitsentwicklung in Form von Aufklärung des Angehörigen über einzelne Therapieschritte durchaus förderlich. Bereits die Diskussion solcher Hypothesen kann die Therapiemotivation steigern und eine ersten therapeutischen Effekt wie Hoffnung auf Bewältigung der bisher undurchschaubaren Problematik wecken.

60

Organismusvariable (O), Einbezug subjektiver Krankheits-
modelle

Die Organismusvariable (O) enthält unabhängig von den jeweiligen aktuellen bedingungsanalytischen Perspektiven sämtliche biologische sowie psychologische Variablen, die eine „Person" ausmachen. Hierzu zählen die personenspezifischen Schemata, Einstellungen/Überzeugungen, Kompetenzen/Defizite und Prädispositionen, die sich in der individuellen lebensgeschichtlichen Erfahrung des Patienten entwickelt haben. Hierzu ist auch die Zeitknappheit für die gewöhnliche Aufklärung über Tinnitus etc. durch die ärztlichen Experten zu erwähnen (Feldmann, 1989). Schnell Hingesagtes wird nicht oder falsch verstanden, aus den Beipackzetteln der verordneten Medikamente werden unkritische Schlüsse gezogen etc. Verhalten und Erleben der Symptomatik in der Situation hängt entscheidend von der subjektiven Vorerfahrung der jeweiligen Person ab, wie sie diese Situation (S) interpretiert. „Realität" ist immer ein Resultat unserer subjektiv konstruierten Bedeutung (Kanfer et al., 2000). Das Verhalten ist somit dem Patienten aus seiner subjektiven Sicht plausibel zu machen („Verstehen").

Kaum Zeit zur Aufklärung

„Negatives Counseling" durch das Medizinsystem startet nicht selten eine fatale „Tinnituskarriere"

In diesen Bereich gehören auch die Erklärungsmuster der Patienten (health beliefs):

- *Kausalattribution*: Mehr oder weniger alle Patienten haben eine Durchblutungsbehandlung durchlaufen, woraus der Schluss gezogen wird, dass der Tinnitus also der Vorbote eines Schlaganfalls ist. Verschweigt der behandelnde Arzt vielleicht die schlechte Prognose und verordnet das Durchblutungsmittel weiter, um einen Schlaganfall zu verhindern? Wenn der Tinnitus durch gewöhnliche Drehung der HWS lauter wird, ist das vielleicht der erste Hinweis für das Abklemmen der hinteren Halsarterien (Vertebralisarterien)? Bei mehr oder weniger allen Betroffenen wurde nach einem Tumor am Hörnerv gefahndet; wurde der Tumor vielleicht nicht doch übersehen? Bei vielen ist der Tinnitus „lauter" als 85 dB; schädigt Tinnitus vielleicht nicht doch das Innenohr? Es ist somit unerlässlich, den Patienten selbst schildern zu lassen, worauf er sein Problem zurückführt, ob es die Durchblutungsstörung ist, die den Tinnitus schwanken lässt und wie er sich vorstellt, dass Stress den Tinnitus verändert oder warum er bei Konzentration manchmal den Tinnitus vergisst und was er glaubt, warum er im Gegensatz zu anderen mit dem Tinnitus nicht zurechtkommt. Dabei soll der Patient ermutigt werden, auch völlig unwissenschaftliche Thesen bzw. seine eigenen Thesen zur Tinnitusentstehung zu formulieren.

- *Kontrollattribution*: Allen Patienten mit chronischem Tinnitus wurde vermittel, „da kann man nichts machen". Hier stellen sich Fragen nach Selbsthilfeversuchen, Kontakte zu semiprofessionellen Helfern, etc. Aus misslungenen Selbstkontrollversuchen lassen sich oft wichtige

Fatales „Durchblutungsstörungsmodell"

Patient sollte auch seine abstrusesten Tinnitusmodelle formulieren

funktionale Bedingungen ableiten, welche Ressourcen möglicherweise noch nicht adäquat genutzt wurden und welche „Sackgassen" nicht nochmals in der gleichen Weise beschritten werden sollten (z. B. misslungenes Autogenes Training in stiller Umgebung).

Konsequenz (K)

Operante Lernprozesse

Konsequenzen von Tinnitus, Hyperakusis und Schwindel bilden sich aus der Erfahrung, was die Beschwerden verändert: Alles was die Beschwerden verschlimmert, wird vermieden (Stille, lautere Umgebung, körperliche Aktivität aber auch berufliche und private Stressoren), Bereiche, wo die Symptomatik „im Lot" bleibt oder sogar zurückzugehen scheint, werden vermehrt aufgesucht (Rückzug, Schonung, Krankschreibung etc.).

Kurzfristige Konsequenzen

Die Beendigung von aversiv erlebten Bedingungen (S) mittels bestimmter „R" werden als *„negative Verstärkung (C-)"* umschrieben (Beendigung einer „Bestrafung"), das Auftreten angenehm erlebter Konsequenzen sind so genannte *„positive Verstärker (C+)"* (Belohnung). Klagen über Tinnitus kann das aversive Jammern eines Angehörigen beenden (C-) gefolgt von Hilfsangeboten („Kann ich Dir was abnehmen?" (C+)). Der Rückzug aus dem gesellschaftlichen Geräuschpegel reduziert die Hyperakusis (C-) und eine bestehende soziale Ängstlichkeit (C-), der Partner nimmt sich mehr Zeit für den Patienten (C+). Körperliche Schonung vermindert ein Unsicherheitsgefühl bei Schwindel (C-), es besteht mehr Zeit für das Hobby Briefmarken sammeln (C+).

Negative (C-) und positive (C+) Verstärker als operanter Faktor

Langfristige Konsequenzen

In der Verhaltensanalyse sind nicht nur aus didaktischen Gründen die langfristigen Konsequenzen zu thematisieren: Eingetretene Arbeitslosigkeit und Isolation sind langfristig ungünstig (C-). Ziele, diese Konsequenzen rückgängig zu machen, werden oft als „Bestrafung" erlebt und können nur mit der Hoffnung auf langfristig positive Konsequenzen durchgehalten werden: Lauterwerden des Tinnitus in der Gruppentherapie, unangenehme Reaktionen auf Geräuschexposition und Zunahme von Schwindel bei Aktivität werden nur dann konsequent aushaltbar, wenn das Therapieziel „Durchbrechen des Teufelskreislaufs" wirklich verstanden wurde.

Kontingenzen (KV)

Beim Kontingenzverhältnis (KV) wird das zeitliche Muster betrachtet, wie auf einen bestimmten Symptomaspekt (R) eine Konsequenz (K) folgt: So wäre Teil eines Problemverhaltens (R) das sofortige Aufsuchen medizinischer Hilfe, Zuhalten der Ohren oder Flucht nach Hause bei Tinnituszunahme, Hyperakusis bzw. Schwindel. Die meist unnötige ärztliche Behandlung beruhigt, der Geräuschschmerz bzw. die körperliche Unsicherheit nimmt ab, es tritt eine Erleichterung ein (C-). Diese „Reaktions-" oder „Beschwerdekontingenz" stellt eine stabile Ablaufkombinationsfolge dar, die zu Hilflosigkeitsgefühlen, Abhängigkeit und Abnahme von Verantwortlichkeitsgefühl führt und diese aufrechterhält. Bei der Analyse solcher KV ist eine „zeitkontingente" Intervention anzustreben im Sinne einer „therapeutischen" Kontingenz: Bei Hypochondrie werden regelmäßige Arzt- oder Beratungstermine vereinbart, deren Zeitintervalle langsam gestreckt werden können; Strukturierte Exposition bei Hyperakusis und Schwindel mit Vermeidung von (C-) unterstützen die Auflösung solcher Kontingenzen.

Aufrechterhaltende Bedingungen

Bereits während der Verhaltensanalyse werden immer wieder Erklärungen für die aufrechterhaltenden Bedingungen eruiert: Wird das Problem durch vorausgegangene Bedingungen gesteuert (klassische Konditionierung, kognitive Steuerung, Wertvorstellung, dysfunktionale Annahmen, selektive Aufmerksamkeit, negative Bewertung)? Gibt es Hinweise, dass die Problematik durch Konsequenzen (K) gesteuert wird (Rückzug in die Stille mit Zunahme selektiver Beachtung des Tinnitus) oder operante Verstärkung (z.B. Vermeidungsverhalten etc.)? Ist die wechselseitige Interaktion psychischer und physiologischer Prozesse für die Aufrechterhaltung von Bedeutung (z.B. katastrophisierende Interpretation im Zusammenhang mit Tinnituszunahme oder Zunahme der Hyperakusis durch Ängste)? Hier sind vor allem die bei Tinnitusbetroffenen häufig anzutreffenden somatoformen Störungen (Somatisierung, Hypochondrie, Konversion) als Erklärung für Aufschaukelungsprozesse herauszuarbeiten (Fehlinterpretation der Phänomene Tinnitus, Hyperakusis und Schwindel: Tinnitus ist gefährlich, Hyperakusis ist gefährlich, Schwindel ist gefährlich!; siehe Abbildung 11).

Zur Identifikation der für die Aufrechterhaltung der Störung relevanten Variablen (der „Ursachen") dient die funktionale Analyse: „Unter welchen Umständen wird der Tinnitus besonders störend?"; „Was reduziert die Tinnitusbelastung?". Bei Tinnitus, Hyperakusis und Schwindel sind solche Variablen häufig kognitive Dysfunktionen, ängstliches Vermeidungsverhalten, generelle Neigung zu Krankheitsängsten, Konversionsbilder, Perfektionismus („Ich muss 150% gesund sein, sonst schaffe ich die mir (häufig durch mich selbst) abverlangte Leistungserfüllung nicht") gepaart mit dem u. a. daraus resultierenden Bestreben, den „Ausgangszustand" wieder herzustellen etc.

Der Therapeut versucht also herauszufinden, wodurch das Problem des Patienten chronifiziert ist, er den Tinnitus nicht habituiert und die Hyperakusis nicht abklingt (zeitliche Abfolge). Hierzu sind auch die bereits in der Problemanalyse angesprochenen *Verhaltensdefizite* einzubeziehen (z.B.

Aufrechterhaltungsbedingungen: Welche Faktoren oder Mechanismen können die Aufrechterhaltung des Problems erklären?

Klassische Konditionierung

Kognitive Steuerung

Teufelskreis: Tinnitus-Depression

Negative Verstärkung durch operante Faktoren

Fehlkognitionen

Verhaltensdefizite

63

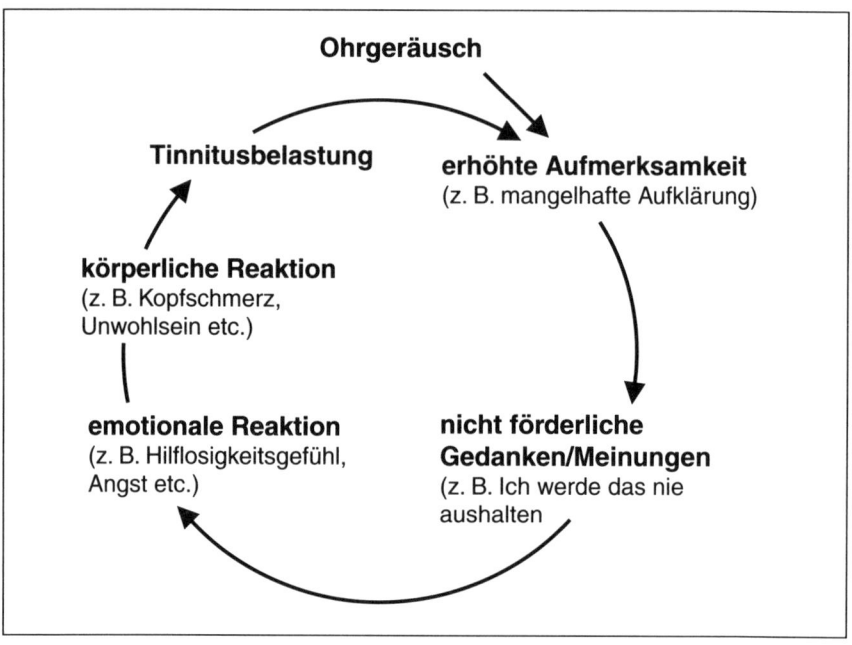

Abbildung 11:
Tinnitus-Teufelskreis

**Verhaltens-
exzesse** soziale Inkompetenz mit entsprechenden sozialen Ängsten, die wiederum zu lauterem Tinnitus führen können) und *Verhaltensexzesse* (z. B. Klagen mit Konzentration auf den Tinnitus, völliger Rückzug mit die Tinnitusbelastung verstärkender Depression etc.) in Abhängigkeit von den kontrollierenden Reizen (Lauterwerden des Tinnitus).

**Soziales
Netzwerk** Auch das *soziale Netzwerk* (allgemeine Rahmenbedingungen z. B. finanzielle und berufliche Situation, Unterstützung, Partner, Eltern) sollte angesprochen werden, da hier möglicherweise bisher nicht offenbarte Faktoren an der Aufrechterhaltung des Tinnitusverhaltens beteiligt sein können (operante Verstärkung).

4 Behandlung

Es steht heute eine fast unübersehbare und teils auch verwirrende Vielfalt von Behandlungsmöglichkeiten für Tinnituspatienten zur Verfügung. Die Insuffizienz vieler Methoden spiegelt allerdings deutlich den Mangel an gesicherten pathophysiologischen Grundlagen des Tinnitus wider. In Relation zur großen Zahl der Möglichkeiten sind nur wenige Therapien evaluiert (Lenarz, 2001; Lamm, 1995). In der folgenden Übersichtstabelle (Tabelle 9) sind zunächst die unterschiedlichen Therapieansätze unter dem Gesichtspunkt der Tinnitusanamnese skizziert.

Tabelle 9:
Tinnitustherapiemöglichkeiten nach Lenarz (2001)

Akuter Tinnitus (Hörsturzäquivalent) **(< 3 Monate)**	– Vasoaktive Therapie (z.B. HAES 6%) kombiniert mit *Kortison* – Bei Therapieresistenz und relevanter Hörminderung (vor allem nach Lärmtrauma): Hyperbare Sauerstofftherapie (HBO) – Orale Anschlussbehandlung mit Vasoaktiva
Subakuter Tinnitus (Hörsturzäquivalent) **(3 bis 6 Monate)**	– Membranwirksame Medikamente – Halswirbelsäule (HWS), Kaumuskulatur (Kiefergelenk) – Counseling bezüglich Akzeptanz, Relaxation; TRT oder Psychotherapie
Chronischer Tinnitus, kompensiert **(> 12 Monate)** **Chronischer Tinnitus, dekompensiert** **(> 12 Monate)**	– Therapieziel Tinnitusbeseitigung kontraproduktiv; Counseling – Apparative Therapie (Rauschgenerator, Hörgerät) – Counseling bezüglich Akzeptanz; TRT oder Psychotherapie
Otosklerose, Otitis media, **Akustikusneurinom, Cholesteatom,** **Barotrauma, Rundfensterruptur,** **M. Menière**	– Je nach Befund chirurgische Therapie
Body sounds (obj. Tinnitus)	– Je nach Wichtigkeit und Belästigungsgrad Beseitigung der ohrnahen Schallquellen

4.1 Somatische Therapieansätze beim Tinnitus

Die Behandlung des akuten Tinnitus ist die Domäne des HNO-Arztes sowie etwaiger weiterer Fachärzte, falls der Tinnitussymptomatik eine erkennbare körperliche Grunderkrankung zu Grunde liegt. In den letzten Jahren

HNO-Arzt

ist auch aus HNO-ärztlicher Sicht darauf hingewiesen worden, dass häufig schon bei den ersten medizinischen Konsultationen nach einem frisch aufgetretenen Tinnitus die Weichen für den späteren Verlauf gestellt werden. Daher ist es wichtig, den Patienten mit seiner Symptomatik und seinem subjektiven Leiden ernstzunehmen und ihm ein rationales Konzept der Erkrankung und der zur Verfügung stehenden Behandlungsmöglichkeiten zu vermitteln.

4.1.1 Medikamente

Ein plötzlich einsetzendes Ohrgeräusch mit oder ohne begleitendem Hörverlust wird allgemein als Hörsturzäquivalent therapiert, wobei die gängige Lehrmeinung mehr oder weniger überzeugt eine Durchblutungsstörung postuliert. Entsprechend dieser Vermutung wird eine durchblutungsfördernde (rheologische) Therapie eingeleitet. Die Aussichten auf eine völlige Beseitigung des Tinnitus durch die Medikation sind allerdings gering und es muss nach dem heutigen Stand des Wissens davon ausgegangen werden, dass **Spontanremission ist ein wichtiger Heilfaktor** die Spontanremission vermutlich der größte Wirkfaktor bei solchen Akutbehandlungen ist. Ein über drei Monate bestehender Tinnitus ist als chronisch einzustufen und durchblutungsfördernde Behandlungsansätze jeglicher Art sind dann selten erfolgreich (Lamm, 1995; Schilter et al., 2000).

Durchblutungsbehandlung Bei bestehenden Hinweisen auf einen irreversiblen Schaden im Bereich des Innenohrs oder des Hörnervs ist die Therapie darauf abzurichten, Störungen im auditorischen System zu regulieren. Reine cochleäre Tinnitusformen können durch Calcium-Antagonisten gelegentlich erfolgreich behandelt werden (Flunarizin). Zentralere Tinnitusursachen (Hörnerv oder **Calcium-Antagonisten** zentrale Hörbahn) sind durch Antiarhythmika vom Lidocain-Typ, sowie Antiepileptika angehbar, da sie möglicherweise gesteigerte Spontanaktivitäten unterdrücken können bzw. kreisende Erregungen unterbrechen. Der Effekt ist gering und nicht von Dauer. Andererseits vermögen Antidepressiva (z. B. Amitryptilin; Nortriptylin; M. Sullivan et al., 1993b) auf Grund ihres dämpfenden Effektes auf die Efferenzen der Hörbahn die Tinnitus-Generierung zu reduzieren und das limbische System zu dämpfen. Beim Vorliegen einer schweren Insomnie bzw. Depressionen oder Angststörungen sind Antidepressiva zu Behandlungsbeginn durchaus hilfreich und soll-**Psychopharmaka wirken unterstützend** ten trotz der Gefahrenhinweise auf den Beipackzetteln („Tinnitus") dringend empfohlen werden. Als Einschlafhilfen sind wegen fehlendem Suchtpotenzial sedierende Antidepressiva in niedriger Dosierung (z. B. Aponal® 5 bis 25 Tropfen) Tranquilizern wie Valium oder anderen Schlaftabletten vorzuziehen.

Geringe medizinische Erfolge Unter Einschluss sämtlicher subjektiver Tinnitusursachen wird die Erfolgsquote der medikamentösen Therapie mit etwa 15% angegeben (Lenarz,

66

1989). Sie erstreckt sich in der Regel auf eine Minderung der Tinnitusintensität. *Im Hinblick auf hohe Nebenwirkungsraten bei einer Dauerbehandlung ist eine verantwortungsbewusste Abwägung von Vor- und Nachteilen einer Behandlung im Kontakt mit dem Patienten ausführlich zu diskutieren.*

Beachte: Bei Vorliegen einer schweren Insomnie bzw. Depressionen oder Angststörungen sind Antidepressiva zu Behandlungsbeginn durchaus hilfreich.

Psychopharmaka sind nicht ototoxisch. Der Gefahrenhinweise auf „Tinnitus" in den Beipackzetteln von Psychopharmaka kann aus unserer langen klinischen Praxis weitgehend ignoriert werden, zumal von einer Reversibilität ausgegangen werden kann.

4.1.2 Apparative Geräuschstimulation

Die Überlegung einer apparativen Behandlung des Tinnitus durch einen Geräuschgenerator oder ein Hörgerät ist bei sehr quälenden und teilmaskierbaren Tinnitus-Formen, die sonst therapeutisch nicht beherrschbar sind, indiziert. Vor allem bei höheren Hörverlusten mit Beeinträchtigung des Sprachverständnisses ist die Anpassung eines Hörgerätes streng indiziert. Gerade die verstärkte Zufuhr externer Schallreize kann den Tinnitus teilmaskieren. Bei sehr quälenden Ohrgeräuschen kann auch bei nur wenig Hörverlust (Hochton-Innenohrschwerhörigkeit) ein Hörgerät mit Hochfrequenzverstärkung einen entsprechend hochfrequenten Tinnitus günstig beeinflussen (weiteres siehe Kapitel 4.4).

Hörgerät

4.1.3 Orthopädische (krankengymnastische) Behandlungen

Zu Beginn einer Behandlung des zervikogenen Tinnitus steht die Funktionsuntersuchung der Halswirbelsäule (siehe Kapitel 2.1.3). Je nach Störung kann unmittelbar durch eine vorsichtige Manipulation an den betroffenen Gelenken eine Korrektur der bestehenden Funktionsstörung durchgeführt werden. Wenn diese die Tinnitusintensität reduziert oder beseitigt, sind spezifische krankengymnastische Übungen anzuschließen, die in eine psychosomatische Therapie eingebettet sein sollten. Die ärztlich-physikalische Behandlung an der HWS kann auch durch gezielte Injektionen von Lokalanästhetika (z.B. Lidocain 1%ig) in den muskulären und ligamentären Bereich der funktionsgestörten Wirbelgelenke unterstützt werden (Biesinger, 2001).

Krankengymnastik und Chirotherapie

Transkutane Lokalanästhesie (TLA)

4.1.4 Zahnärztliche/kieferorthopädische Behandlungen

Zahnarzt

Die Therapie bei stomatognathogenen Anteilen der Tinnitusproblematik muss unter Führung des Zahnarztes zunächst in Form einer Selbstbeobachtung gefördert werden (siehe Kapitel 2.1.3). Eine initiale Schmerzbehandlung durch Eigenmassage in Form von speziellen zahnärztlich geleiteten Übungen (Neuhauser, 2001) und ggf. Lokalanästhesien der schmerzhaften Muskulatur sollten der eigentlichen krankengymnastischen/logopädischen Therapie vorausgehen. Am Ende der kausalen Therapie kann auch die Entfernung von Weisheitszähnen stehen.

Occlusale Therapie

Wenn Störungen im Kauflächenbereich primäre Ursache bei der klinischen und instrumentellen Funktionsanalyse sind und wenn entsprechende Funktionsuntersuchungen den Hinweis auf eine stomatognathogene Beteiligung ergeben, ist eine zahnärztlich geleitete occlusale Therapie notwendig. Aufbissschienen dienen zur Behandlung von Knirschen und Pressen, zur Gelenkentlastung oder Gelenkspaltenerweiterung. Relaxierungsplatten und anteriore Aufbissbehelfe, vor allem bei Stress sowie Bissführungs- und Stabilisierungsschienen und Schienen zur programmierten Kondylenpositionierung sind weitere Behandlungsmöglichkeiten (Neuhauser, 2001).

HWS-Behandlung einbeziehen

Da die dauernde Verspannung der Kaumuskulatur immer auch mit einer Beteiligung der Muskulatur des Halses, der Schulter, des Oberarmes und des Rückens verbunden ist, müssen darüber hinaus auch symptomatische Therapien erfolgen. Begleitende Maßnahmen sind Physiotherapie, Chirotherapie der Halswirbelsäule, Lymphdrainage und gezielte Muskelübungen.

4.1.5 Chirurgische Therapien

Hörnervdurchtrennung führt nicht zur Tinnitusbeseitigung

Chirurgische Verfahren wie die Durchtrennung des Hörnervs oder eine mikrovaskuläre Dekompression (Jannetta, 1987) führt nur bei einer Minderheit zum Sistieren des Tinnitus, der – ähnlich dem Phantomschmerz – später wieder auftreten kann. Da die Durchtrennung des Hörnervs zur völligen Ertaubung führt und mit verschiedenen Risiken verbunden ist (u.a. Facialisparese, Verlust der betroffenen Vestibularisfunktion), ist diese Vorgehensweise obsolet.

Bei Nachweis eines Akustikusneurinoms ist die operative oder radiotherapeutische Entfernung des Tumors indiziert, um ein Fortschreiten der Hörverschlechterung und des Tinnitus zu verhindern. Im Frühstadium ist die Prognose günstig und es kann dann mittels Radiotherapie noch die Hörfähigkeit erhalten werden. Bei einem erst spät diagnostizierten Akustikusneurinom ist die Gefahr des operativ bedingten völligen Hörverlustes und

68

damit eines nicht mehr durch Umgebungsgeräusche verdeckbarem chronischen Tinnitus oder einer peripheren Facialisparese gegeben. Wegen nicht auszuschließenden OP-Nebenwirkungsraten und bekannt gewordener auch langsam wachsender Akustikusneurinome wird in letzter Zeit ein zurückhaltendes Verhalten unter otologischen und radiologischen Kontrollen (NMR) bevorzugt.

Akustikusneurinom-OP kann Progression der Hörverschlechterung aufhalten

Als operative Maßnahmen beim *Morbus Menière* ist die *Saccotomie* zu erwähnen: Durch einen kleinen Eingriff im Knochen hinter dem Ohr in der Nähe der harten Hirnhaut wird der kleine Endolymphsack aufgesucht und frei präpariert, wo durch eine Entlastung und Drainage des endolymphatischen Systems nicht selten der Verlauf der Menière'schen Erkrankung vorübergehend über Jahre aufgehalten wird (Jahnke, 1994; Biesinger, persönliche Mitteilungen). Es finden sich allerdings auch Hinweise auf einen erheblichen psychologischen Effekt. In einer Neun-Jahre-Follow-up-Studie ergaben sich im Vergleich zu einer Mastoidektomie (Scheinoperation) gleich hohe Besserungsraten (70%; Bretlau et al., 1989). Als operativer Eingriff bei schwergradiger Menière-Symptomatik gilt auch die Durchtrennung des N. vestibularis als sinnvolle Alternative.

Saccotomie bei M. Menière

Für Tinnitusbetroffene mit hochgradiger Innenohrschwerhörigkeit besteht in speziellen Fällen die Möglichkeit, durch ein Cochlea-Implant (CI; elektrische Sonde, die in das Innenohr eingeführt wird) eine gewisse Hörfunktion wiederherzustellen, mit der teilweise auch eine Tinnitussuppression (bis 74%) erreicht werden kann (Lenarz, 2001). Dieser Eingriff ist nicht geeignet für Betroffene, die noch eine gute Restfunktion des Innenohrs haben, da das Implantat die physiologische Restfunktion des Innenohrs komplett zerstört.

Cochlea-implant (CI) kann Tinnitus maskieren

Zu den Mittelohroperationen gehört die Beseitigung eines *Cholesteatoms*. Ab einem gewissen Schweregrad einer Schallleitungsstörung wird bei der *Otosklerose* (s.o.) das Mittelohr operativ eröffnet und Teile der erkrankten Hörknöchelchenkette (meist des Stapes) durch eine Prothese ersetzt. In der Regel lässt sich eine Verbesserung der Schallleitung erreichen, wodurch der Betroffene wieder besser hört und leichter durch Umgebungsgeräusche seinen Tinnitus verdeckt. Nebenwirkungsraten sind die Zunahme des Tinnitus (3%) und Verletzungen benachbarter Regionen.

Cholesteatom

Otosklerose-OP kann durch Hörverbesserung Tinnitus maskieren

Bei einer *Ruptur des runden Fensters* zum Beispiel im Rahmen eines Barotraumas kommt es zu einem plötzlichen Hörverlust mit heftigem Drehschwindel und Ohrgeräuschen. Hier muss notfallmäßig diagnostisch das Mittelohr operativ eröffnet werden und der mögliche Riss operativ abgedeckt werden. Gelegentlich wird als Ursache rezidivierender Menièr'scher Anfälle auch eine Fistel oder Membranschwäche im Bereich des runden Fensters vermutet, die operativ wie die Ruptur des runden Fensters versorgt wird (Elies, 1992). Weitere seltene Indikationen z. B. beim objektiven

Operative Abdeckung des runden Fensters bei Barotrauma oder Rundfensterfistel

Tinnitus, Stapediusspasmus, Myoclonus etc. sind an anderer Stelle zusammengefasst beschrieben (Lenarz, 2001).

> **Beachte:** Wenn das operative Therapieziel allein die Beseitigung des Tinnitus ist, muss die Indikation von Operationsfolgen und vom Belastungsausmaß des Tinnitus abhängig gemacht werden. Bei einem Misserfolg ist ein Tinnitus z. B. mit einem jetzt unter Umständen ertaubten Ohr nur noch extrem schwierig zu behandeln: Es fallen nach dem Eingriff die Möglichkeiten einer Masker- oder Cochlea-implant-Behandlung weg.

4.1.6 Elektrostimulation

Cochlea-implant

Elektrische Stimulation mittels Cochlea-implant ist nur einer kleinen Gruppe von Patienten mit ertaubtem Tinnitusohr vorbehalten (Hazell et al., 1993). Die Transkutane Nervenstimulation (Dobie, 1986) kann hilfreich sein, unterscheidet sich in ihrem Effekt aber nicht von einer Scheinbehandlung. Die implantierte elektrische Stimulation am Mastoid ist bei ersten empirischen Untersuchungen an einer kleinen Fallzahl kurzfristig wirksam (Matsushima et al., 1996).

4.1.7 Akupunktur

Akupunktur ist wenig sinnvoll

Tinnitus ist auf Grund seiner verschiedenartigen Ursachen kein homogenes Symptom, weswegen verschiedene Interventionen bei einer größeren Anzahl von Patienten immer wieder erstaunliche Effekte hervorbringen, ohne dass hier die Methode der Wahl gefunden wurde. Trotz der häufigen Anwendung der Akupunktur bei Patienten mit chronischen Ohrgeräuschen, gibt es in der Literatur keine klare Auskunft darüber, wie effektiv die Akupunkturbehandlung ist (Andersson & Lyttkens, 1996). Vor allem bei Placebo-kontrollierten Studien ließ sich nur ein sehr limitierter Effekt erkennen (Axelsson et al., 1995).

4.2 Psychologische Therapieansätze bei chronischem Tinnitus

Multimodale Vorgehensweisen sind oft indiziert

Je nach den Möglichkeiten des Therapeuten, aber auch nach den bestehenden Gegebenheiten des Patienten, sind Merkmale zu identifizieren, die den Ausgangspunkt der infrage kommenden Therapiemethoden bilden. In Abbildung 12 sind die verschiedenen Therapieaspekte beispielhaft aufgeführt, die schwerpunktmäßig für die jeweiligen Störungsbereiche geeignet erscheinen.

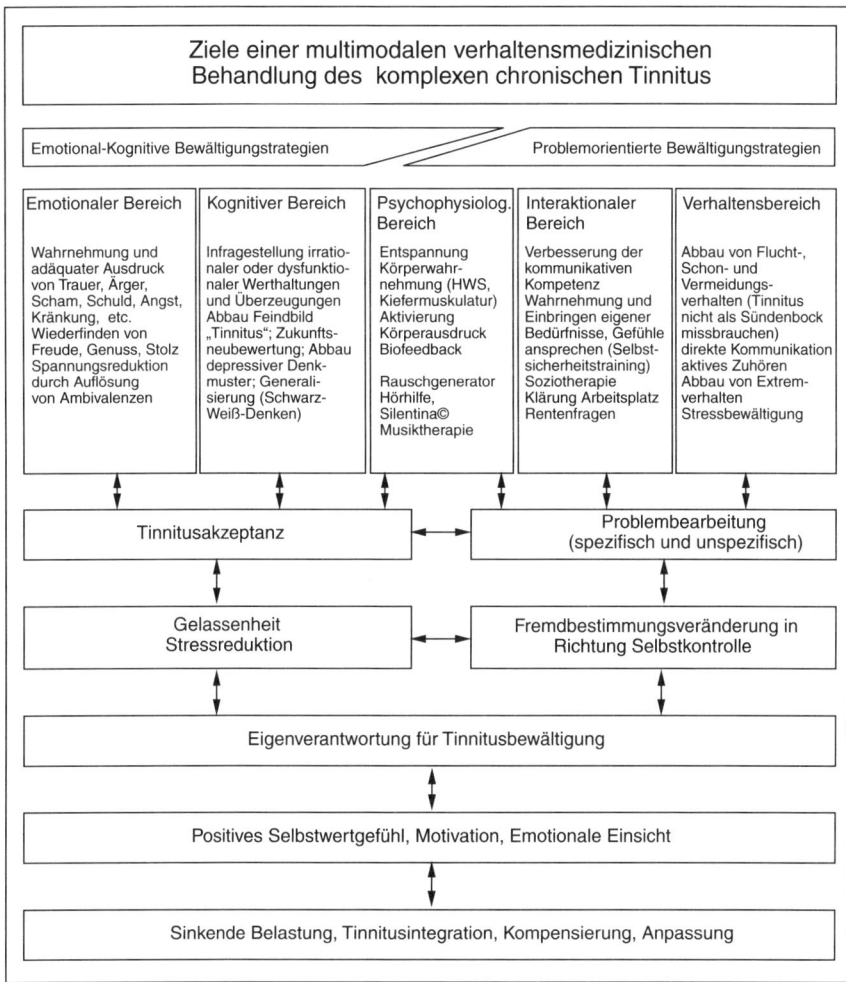

Abbildung 12:
Therapieschwerpunkte und Ziele bei einer multidimensionalen Behandlung des chronischen Tinnitus (nach Goebel, 2001a)

4.2.1 Therapieziel

Der Therapeut sortiert die in der Problem- und Verhaltensanalyse (Kapitel 3.6) erhobenen Daten chronologisch nach Faktoren, die dem Problem im Sinne der aufrechterhaltenden Bedingung vorausgegangen sind und bildet Hypothesen über die zu Grunde liegenden Mechanismen oder Lernprinzipien der Verhaltensabläufen. Die daraus ableitbaren Veränderungsziele werden gemeinsam mit dem Patienten diskutiert und der Tinnitus-Teufelskreis

Veränderungsziele

(vgl. Abbildung 6; Abbildung 11) als Modell der Aufrechterhaltung des Tinnitus-/Hyperakusis-/Schwindelproblems in die Erklärung einbezogen.

Patienten legen das Veränderungsziel fest

Vom Patienten selbst sollte die Entscheidung für oder gegen bestimmte Veränderungsziele sowie die damit implizierten Behandlungsstrategien getroffen werden. Im Anschluss daran wird ein entsprechender Behandlungsplan und die Therapierichtung vereinbart. Der Patient erhält Informationen, warum wegen seiner Problemlage welche psychotherapeutischen Interventionen angebracht sind und welche sich in ähnlichen Fällen bereits

Behandlungsplan

bewährt haben. Hauptbehandlungsrichtung ist die Einstellungsänderung gegenüber dem Tinnitus und der Hyperakusis bzw. Schwindel (Neubewertung) durch „Demystifizierung" und langfristige Aufmerksamkeitsablenkung, die die Vorraussetzung für das „Vergessen" des Tinnitus ist und gleichfalls zur Abnahme der Hyperakusis führt.

Einstellungsänderung ist wichtig

Aktivitätszunahme und Meisterung der psychischen Komorbidität reduziert die Tinnitus- und Hyperakusisbelastung und baut die sekundäre Schwindelsymptomatik ab. Schwerhörigkeit und Menièreanfälle lassen sich wenig beeinflussen, der Umgang damit (Coping) kann allerdings deutlich verbessert werden. Es gibt Patienten, die nach einer Psychotherapie ihre Menièreanfälle wie Migräneanfälle mit nur leichter Beeinträchtigung erlebten, da die bisherigen Panikanfälle (S-R-Verbindung) aufgelöst werden konnten und Patienten mit schwerer Hyperakusis haben an ihrem Musikinstrument wieder Freude gefunden (vgl. auch die Darstellung „Kranheitsbewältigung (Coping) bei Tinnitus" im Anhang, S. 117).

Beispiel eines Behandlungsplans mit Therapieziel

- Information über Tinnitusursachen (Counseling)
- Zusammenhänge mit Gedanken und Emotionen (kognitive Therapie)
- Aufgeben des Harmoniebedürfnisses (Psychotherapie)
- Eruierung eigener Bedürfnisse und Wünsche (Gruppenpsychotherapie)
- Aufbau von Durchsetzungsfähigkeit (Gruppentherapie, soziale Kompetenz)
- Aufbau von Entspannungsfähigkeit (Entspannungsverfahren)
- Erlernen von angemessenem Verhalten im Berufsalltag (Soziotherapie)
- Exposition von Gesellschaftsgeräuschen und Stille (Geräuschtherapie)
- Apparative Therapie (Hörgeräteakustiker)

4.2.2 Ableitung der Therapieschritte anhand des neuro-physiologischen Tinnitusmodells

Die einzelnen Therapieschritte und deren Wirkung können anhand der Abbildung 13 des mehrdimensionalen Tinnitusmodells von Hazell und Jastreboff dem Patient dargestellt werden (siehe Delb, 2002).

Im Verlauf der angestrebten Habituationsprozesse kommt es
– zunächst zu einer Abnahme der Tinnitusbelästigung: Das Reaktionsmuster tinnitusspezifischer neuronaler Aktivierung des autonomen Nervensystem geht langsam zurück (Gewöhnung GR), bis der Tinnitus schließlich nicht mehr belästigend wahrgenommen wird.

In den folgenden Schritten kann sich
– eine weitere Abnahme der Tinnitusbeachtung einstellen, indem der subkortikale Filter den Tinnitus nicht mehr automatisch bis zum auditorischen Kortex weiterleitet und damit der Tinnitus dem Bewusstsein vermindert zur Verfügung gestellt wird: Der Tinnitus wird nicht mehr wahrgenommen (Abnahme der Wahrnehmung durch Gewöhnung an die Wahrnehmung GW) und das emotionale System wird nicht mehr vom Tinnitus irritiert.

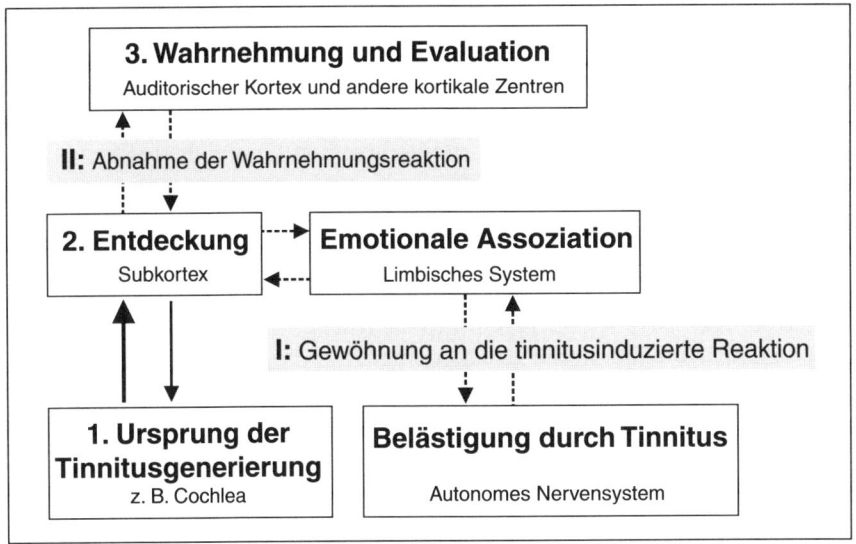

Abbildung 13:
Gewöhnungsprozess bei chronischem Tinnitus (I: zunächst Gewöhnung an die tinnitusinduzierte Reaktion; II: in Folge der Gewöhnung ist eine Abnahme der Wahrnehmungsreaktion zu erwarten; nach Jastreboff & Hazell, 1993).

4.2.3 Therapiesetting

- *Stationäre Psychotherapie (akute Krankenhausbehandlung; § 39 SGB V)*

Eine stationäre Psychotherapie in Form einer akuten Krankenhausbehandlung ist begründet durch eine ausgeprägte psychische und somatische Komorbidität, diagnostisch unklare und potenziell bedrohliche Symptome, die Notwendigkeit einer Distanzierung des Betroffenen vom häuslichen oder beruflichen Konfliktfeld, unzureichende Therapiemotivation, ambivalente Krankheitseinsicht sowie gelegentlich organisatorische Gründe (mangelhafte ambulante Therapiemöglichkeiten am Wohnort (Goebel et al., 2001b).

- *Stationäre Psychotherapie (Rehabilitationsmaßnahme; § 9 SGB VI; § 40 SGB V)*

Sind Erhaltung oder Wiederherstellung der Erwerbs- oder Berufsfähigkeit das Behandlungsziel, hat vorrangig der Rentenversicherungsträger (§ 9 SGB VI) die stationäre Psychotherapie als Rehabilitationsmaßnahme in entsprechenden Spezialeinrichtungen durchzuführen. Nachrangig übernimmt auch die gesetzliche Krankenkasse (GKV) die Behandlungskosten einer Rehabilitation, wenn der Behandlungsschwerpunkt die Verhinderung bzw. Vorsorge einer Behinderung ist (§ 40 SGB V). Dabei sind in der psychotherapeutischen Medizin/Psychosomatik die Grenzen zwischen den Behandlungsformen „stationäre Krankenhausbehandlung" und „stationäre Rehabilitation" schwerer zu ziehen als in den somatischen Fachgebieten (Goebel et al., 2001b). Kur- oder Sanatoriumseinrichtungen mit Schwerpunkt physikalische Therapie, Kurregime und besonderen Ernährungsideologien sind in der Regel für die stationäre Psychotherapie von Tinnitusbetroffenen nicht zugelassen und auch nicht sinnvoll.

- *Ambulante Psychotherapie*

Ist das Ausmaß der Erkrankung nicht bedrohlich und nur eine geringe somatische oder psychische Komorbidität feststellbar, ist das Angebot der ambulanten Psychotherapie bei niedergelassenen Fachärzten für psychotherapeutische Medizin, Fachärzten für Psychiatrie und Psychotherapie oder approbierten Psychologen zu nutzen. Als Vorbild einer interdisziplinären ambulanten Therapie kann die Tinnitus-Retraining-Therapie (TRT) angesehen werden, wenn sie nach den Richtlinien der ADANO durchgeführt wird (ADANO, 1998).

4.3 Mehrdimensionale Verhaltenstherapie

Nach eigenen Erfahrungen und dem Stand der bisherigen Evaluationsforschung haben sich Vorgehensweisen auf dem Boden kognitiver Verhaltenstherapieformen als wirksam erwiesen, weswegen im Folgenden diese Behandlungsschritte ausführlich zur Darstellung kommen.

4.3.1 Counseling

Informationsvermittlung über medizinische Grundlagen des Hörorgans, Konzeptionen zur Entstehung von chronischem Tinnitus sowie die Beratung über die Möglichkeiten und Grenzen therapeutischer Maßnahmen sind Voraussetzungen für den Abbau von Fehlkognitionen und fördern die Patient- Therapeutenbeziehung (Preyer & Bootz, 1995). Tinnituspatienten „verlangen", dass der Therapeut etwas von ihrer Störung versteht. Mittels Counseling soll ein Abbau ungünstiger Befürchtungen eingeleitet werden und die Motivierung, auch nicht im direkten Zusammenhang stehende psychische Beschwerden zu reduzieren, initiiert werden.

Kompetentes Counseling wirkt über Erhöhung der Eigenkompetenz

Tinnitusbetroffene sehen die emotionalen und verhaltensmäßigen Reaktionen (R) zunächst als direkte und einzige Konsequenz der organisch bedingten Tinnitusbelastung: „Erst wenn der Tinnitus weg geht, kann es mir wieder besser gehen"; „Wegen dem Tinnitus kann ich nicht schlafen" oder „... bin ich nicht mehr belastbar" sind typische Kognitionen zu Therapiebeginn, die einen entsprechenden Teufelskreis in Gang halten (Abbildung 11). Entsprechend wird als einziger Ausweg aus dem Beschwerdekomplex die Tinnitusbeseitigung angesehen (Gefken & Kurt, 1998)

Habituation

Erarbeitung eines individuellen Tinnitusmodells

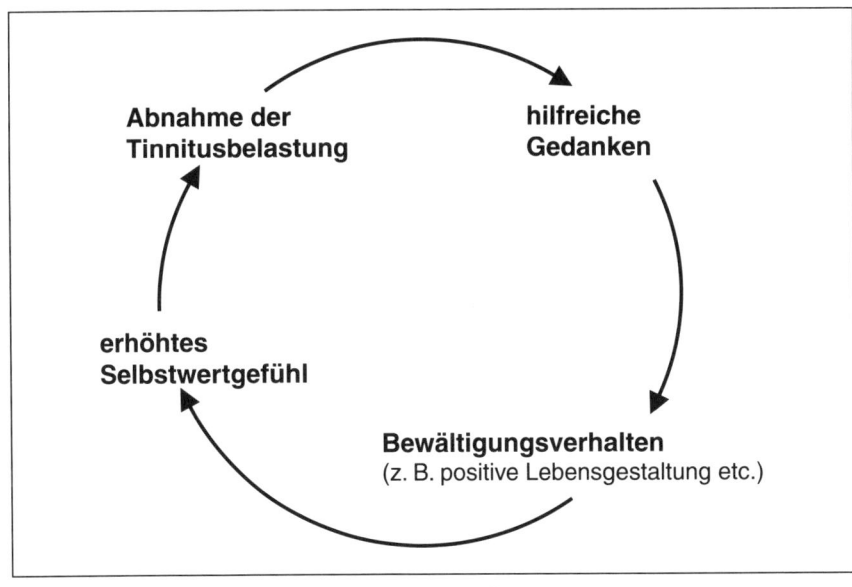

Abbildung 14:
Tinnitusbewältigungskreis

75

Die behutsame Erweiterung des rein somatischen und eindimensionalen Tinnitusmodells hin zu einem psychosomatischen Modell ist die Herausforderung der Therapieanfangsphase. Durch Einbeziehung der individuellen Äußerungen des Patienten entwickelt der Therapeut mit dem Patienten ein mehrdimensionales Störungsmodell (Abbildung 11).

Tinnitusbewälti-gungskreis

Je nach Therapeutenkenntnis oder Schwerpunkt der aufrechterhaltenden Störungsbereiche kann durch schrittweise oder parallele Interventionen an verschiedenen Stellen des „Teufelskreises" ein „Tinnitusbewältigungskreis" entstehen (Abbildung 14).

4.3.2 Relaxation

Relaxation unterstützt mit Geräusch-kulisse

Ziel der Entspannungsverfahren sind der Abbau von pathologischen Muskelverspannungen und deren tinnitusspezifischen Folgen (HWS, Kiefer) sowie die Entwicklung größerer seelischer Ruhe, Ausgeglichenheit und Verminderung der allgemeinen Erregung (Jakes et al., 1992; Lindberg & Scott, 2001). Für Tinnitusbetroffene ist es anfangs sehr schwer, ein Entspannungsverfahren zu lernen, da während der Übung zunächst der Tinnitus in den Mittelpunkt der Beachtung rücken kann, zumal in einem stillen Ruheraum für viele Betroffene der Tinnitus besonders störend ist. In diesem Falle soll dem Patienten geraten werden, die täglichen Übungen mit überdeckenden meditativen Musikelementen oder beruhigenden Naturgeräuschen zu unterstützen (selbst produziertes Tonband). Im Verlauf des Therapiefortschrittes soll das Ziel angestrebt werden, durch langsame Reduktion der Verdeckungselemente zu der Fähigkeit zu gelangen, sich trotz ruhiger Umgebung voll auf die Entspannungsübung konzentrieren zu können.

Individuell kommen zu den Entspannungsübungen dann imaginative Bilder hinzu, die die Qualität und das Wesen des Tinnitusgeräusches modulieren sollen (z.B. rauschender Tinnitus – Wasserfall oder Mühle – Spaziergang an einem Bachverlauf, Eintauchen in den rauschenden Bach – sich treiben lassen im rauschenden Bach oder ruhen am Ufer des rauschenden Baches, etc). Solche Aufmerksamkeitsfokussierungen tragen wesentlich zur Fähigkeit der aktiven Tinnituskontrolle bei und sind in ihrer Effizienz überprüft (Goebel, 2001b).

4.3.3 Interaktionaler Bereich

Hörprobleme verschlimmern Störungen der Sozialkontakte

In Therapiegruppen ist die kommunikative Fähigkeit unter Einbezug der Folgeprobleme bei Hörminderung („Zuhörtraining") zu fördern. Es erscheint vorteilhaft Tinnitusbetroffene in Gruppen mit anderen Tinnitusbetroffenen zu behandeln (Hallam, 2001; Jakes et al., 1992; Goebel, 1995; Kröner-Herwig, 1997; Frenzel, 1998; Wise et al., 1998). Hierbei kommen folgende Aspekte zum Tragen:

Anspruchs-reduktion

1. Relativierung des eigenen Schicksals im Vergleich mit anderen Tinnitusbetroffenen;
2. fachlich gelenkte Ermutigung bei der Beobachtung anderer Gruppenteilnehmer (Motivation für Psychotherapie: Fortschritt ist möglich);
3. Erkennen dysfunktionaler Meinungen bei anderen: Tinnitus ist nicht immer gleich;
4. Modelllernen (Beobachtung und Nachahmung gesundheitsfördernden Verhaltens; Nachahmung von beobachtbaren förderlicher Tinnitusbewältigungsstrategien).

Zuhörtraining bei Schwerhörigkeit („Hörtaktik")

4.3.4 Kognitive Therapie

Kognitive Komponenten haben in allen verhaltenstherapeutischen Interventionen immer eine große Rolle gespielt. Es handelt sich dabei um einen Sammelbegriff therapeutischer Interventionen, die darauf abzielen, psychische Störungen über Veränderungen der Einstellungen bzw. Bewertungen von Situationen und/oder Symptomen anzugehen. Hierzu gehört die Änderung der Einstellung dem Tinnitus gegenüber, Änderung der Einstellung zu der eigenen Person sowie der Zukunftsperspektive, als auch Lernen an Mitpatienten, die an der Änderung der Überzeugung mitwirken können. Hypothese: Dysfunktionale Gefühlszustände sind durch bewusste oder unbewusste Annahmen, Meinungen und Gedanken bedingt. Übersichtsarbeiten zur kognitiven Therapie bei Tinnitus finden sich bei Goebel (2001b), Kröner-Herwig (1997), Wilson et al. (1993) und Andersson et al. (1995).

Kognitive Therapie hinterfragt Einstellungen

Ziel: Verhaltens-änderung

Mit kognitiv werden also einerseits Coping-Methoden beschrieben, die von den Patienten anwendet werden sollen, um sich abzulenken oder um die Aufmerksamkeit auf andere Reize, Gedanken und Gefühle zu richten, als auf die belastenden, die mit dem Tinnitus zusammenhängen (Aufmerksamkeitslenkungsübungen, Entspannung, Bewegungstherapie, natürliche Maskierung durch äußere Geräuschquellen, Masker oder Hörgeräteanwendung).

Tinnitus-Kontrolle mittels Coping

Andererseits ist es für das Tinnituserleben von Bedeutung, die bestehenden Meinungen über die Tinnitusursachen und Zukunftsvorstellungen zu analysieren und richtig zu stellen. Das ABC-Modell von Ellis kann hier exemplarisch angewandt werden (Abbildung 15). Die Abbildung spricht für sich selbst und kann als Einführung mit dem Patienten gemeinsam entwickelt werden.

ABC-Modell von Ellis

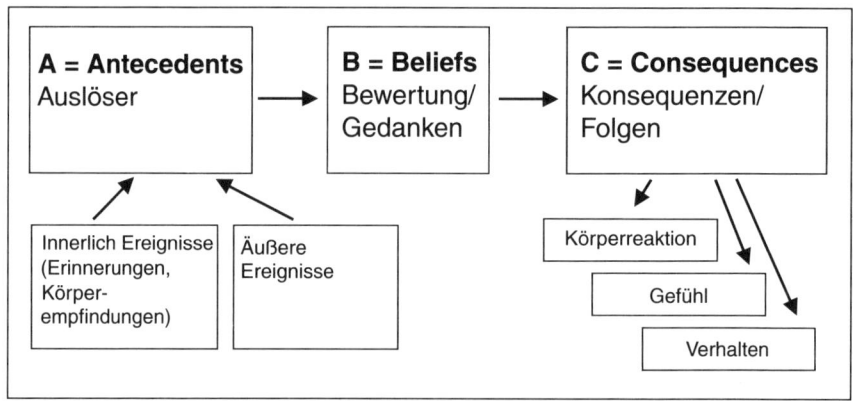

Abbildung 15:
Das ABC-Modell von Ellis (1997)

Automatismus der Gedanken erkennen Dem Tinnitusbetroffenen kann erklärt werden, dass es darum geht, unrealistische, destruktive Gedanken zu hinterfragen, um den Automatismus der hinderlichen Gedanken zu unterbrechen und realistischere Gedanken entwickeln zu können (Wilken, 1998). Dabei unterstreicht der Therapeut mit Nachfragen und explizierter Formulierung der vom Patienten geäußerten Gedanken die Wichtigkeit dieser Bewertungen für das individuelle Erleben des Tinnitus. Ein leicht verständliches Beispiel aus dem akustischen Bereich ist die unterschiedliche Störung durch Lärm vom Nachbarn in Ab- **Bewertung ist erlernt** hängigkeit von der vorgenommen Bewertung (z. B. „Gut, dass er den Rasen mäht, das sieht gleich ordentlicher aus" oder „Der hat sicher nur gewartet, bis ich nach Hause komme, um mit seiner Lärmbelästigung anzufangen." (Abbildung 16).

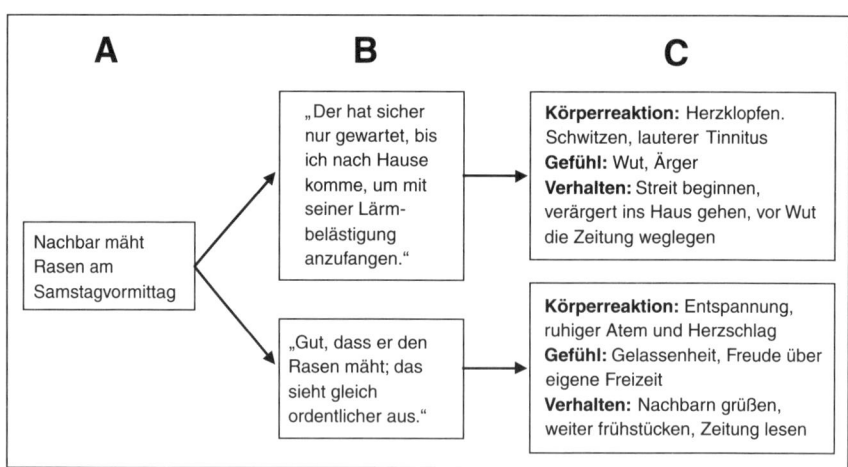

Abbildung 16:
ABC-Modell nach Ellis (1997) am Beispiel des Rasenmähergeräuschs aus dem Nachbargrundstück (A = Antecedents; B = Beliefs; C = Consequences)

Sie wohnen in einem Mehrparteienhaus. Rechts grenzt die Wohnung an eine sympathische Person, der Sie gerade den Hof machen. Links grenzt die Wohnung an einen Nachbarn, mit dem Sie in Streit liegen. Gerade haben Sie sich zu einem Nickerchen hingelegt, als Sie deutlich aus der Nachbarschaft ein Musikstück von Mozart hören. Unwillkürlich prüfen Sie, aus welcher Wohnung die Musik kommt. Wie empfinden Sie, wenn es vermeintlich von links kommt, wie, wenn es vermeintlich von rechts kommt? Und wie wechselt Ihr Empfinden, wenn Sie merken, dass Sie die Richtung anfangs nicht richtig eingeschätzt haben?

Tabelle 10:
Alltägliches und tinnitusspezifisches Beispiel zur Verdeutlichung der Rolle von Gedanken bei emotionalen Reaktionen (ABC-Schema nach Ellis, 1997)

A Auslöser (Antecedents)	B Bewertung (Beliefs)	C Konsequenzen (Consequences)
Jemand stößt Ihnen in einer vollen U-Bahn in den Rücken.	Sofortige, unüberprüfte Gedanken: – „Jemand passt nicht auf." – „Jemand versucht, meine Brieftasche zu stehlen."	– Gefühle: Ärger, Magendruck – Verhalten: Nackenverspannung, Herzklopfen
Sie drehen sich um und sehen, dass die Person einen weißen Stock hat.	– Neuer Gedanke: „Das war unabsichtlich, da die Person blind ist."	– Gefühle: Gewissensbisse; bereuendes Gefühl, Mitleid
Wahrnehmung des Tinnitus	– Falsche Information zum Tinnitus (z. B. „Der Tinnitus ist Hinweis auf eine Durchblutungsstörung.")	– Gesundheitsängste – Fokussierung auf körperliche Signale – wiederholte Arztbesuche
	– Irrationale Überzeugung (z. B. „Nur Gesunde sind erfolgreich.")	– Verunsicherung – unsinnige medizinische Maßnahmen
	– Ungünstige Grundannahmen (z. B. „Ich bin nicht belastbar.")	– Niedergeschlagenheit – Kränkung
	– Negatives Selbstkonzept (z. B. „Ich bin ungenügend und werde deshalb von anderen nur geduldet.")	– Selbstzweifel – Rückzug
	– Pessimistische Zukunftserwartungen (z. B. „Irgendwann bricht alles zusammen.")	– Erwartungsängste – dauernde Anspannung
	– Kognitive Verzerrungen, Dichotomes Denken (z. B. „Ich muss 100%ig fit sein, um mein Leben zu meistern.")	– Einschätzung der eigenen Person als unheilbar krank

Der Therapeut sollte den Patienten anleiten, weitere exemplarische Situationen nach dem ABC-Modell von Ellis (1997) zu finden und nach den Kategorien A = Antecedents (Auslöser), B = Beliefs (Meinungen); C = Consequences (Konsequenzen) zu unterteilen (vgl. Tabelle 10) und an allgemeinen Beispielen demonstrieren, wie Gedanken und Einstellungen die Wahrnehmung von Situationen und Sinnesreizen beeinflussen.

Merke
Als zentrales Ziel gilt es zu vermitteln, dass nicht der Tinnitus zwangsläufig extrem störend ist und zu den entsprechenden Begleiterscheinungen führen muss, sondern diese Konsequenzen auch im Zusammenhang mit den jeweiligen zu Grunde liegenden Annahmen und Erwartungen stehen. Diese Sichtweise ist zunächst unangenehm, weil sie eine Externalisierung des Tinnitusproblems verunmöglicht (Tinnitus als Sündenbock; Gefken & Kurth, 1998).

Auffinden dysfunktionaler Kognitionen

Nach der Counseling-, Erklärungs- und Motivationsphase folgt der Abschnitt einer gemeinsamen Suche des Therapeuten mit dem Patienten, destruktive und hinderliche Gedanken zu erkennen und zu ordnen. Da den Patienten viele Gedanken nicht bewusst sind („automatische Gedanken"), kann durch wiederholtes Nachfragen und genaues Explorieren der Prozess unterstützt werden (Hallam, 2001). Dabei können tinnitusspezifische Annahmen (z.B. „Der Tinnitus ist Vorbote eines Schlaganfalls"), aber auch allgemeine Grundannahmen (z.B. „Ich bin nichts wert, wenn ich nicht immer gesund bin") in ihrem Einfluss auf die Tinnituswahrnehmung thematisiert und diskutiert werden. Um den Patienten für dysfunktionale Gedanken zu sensibilisieren, können in dieser Phase Fragen wie „Ist das ein Gedanke in der Vorstellung, die hilfreich ist/Ihnen Druck nimmt/Ihnen weiterhilft?" gestellt werden. In Tabelle 11 sind Techniken zum Auffinden dysfunktionaler Kognitionen aufgelistet (in Anlehnung an Hallam, 2001; Wilken, 1998).

Tabelle 11:
Kritische Hinterfragung (in Anlehnung an Hallam, 2001)

- Was spricht dafür, dass Ihre Annahmen zutreffen?
- Wie würde ein anderer Ihre Gedanken beurteilen?
- Welche Auswirkungen hat Ihre Art zu denken?
- Denken Sie in Alles-oder-Nichts-Form?
- Machen Sie sich etwas zum Vorwurf, was nicht Ihre Schuld ist?
- Überschätzen Sie die Wahrscheinlichkeit eines Unglücks?
- Benutzen Sie eine Kristallkugel, um in die Zukunft zu sehen?
- Erwarten Sie von sich, perfekt zu sein?

Häufig finden sich irrationale Bewertungen (z.B. absolute Forderungen) und systematische Denkfehler (z.B. selektives Verallgemeinern) bei Patienten mit dekompensiertem Tinnitus (Goebel & Fichter, 1996; Hiller et al., 1999; Svitak et al., 1999, 2001). In Tabelle 12 sind Beispiele von Tinnitusbetroffenen unserer Klinik aufgelistet. Von besonderer Bedeutung sind „Katastrophendenken" (oftmals depressionsbedingt) und „absolute Forderungen", die den Patienten unter Druck setzen und somit einer Tinnitusakzeptanz entgegenstehen. Ellis (1977) benennt typische irrationale Bewertungen, die auch bei Tinnitusbetroffenen zur Aufrechterhaltung der subjektiven Tinnitusbelastung beitragen (Tabelle 12).

Absolute Forderungen

Katastrophendenken

Tabelle 12:
Grundkategorien irrationaler Bewertungen (in Anlehnung an Ellis, 1977)

Beispiele	Irrationale Bewertungen
Ich muss unanfechtbar sein und von allen Anerkennung bekommen. In der Arbeit muss alles einwandfrei laufen, sonst geht mein Leben den Bach herunter. Ich muss absolut fit sein, um das Leben erfolgreich zu meistern.	Absolute Forderungen (Mussgedanken)
Ich bin nicht gut genug. Anderen fällt alles in den Schoß, weil sie nicht so eine miserable Kindheit hatten.	Globale negative Fremd- und Selbstbewertungen
Der Tinnitus wird mein Leben zerstören. Es ist auf Dauer zu anstrengend gewesen, jetzt rächt es sich und ich werde einen Herzinfarkt bekommen. Alles geht kaputt. Ich bin am Ende.	Katastrophendenken
Wenn der Tinnitus nicht weggeht, dann wäre das nicht zu ertragen. Ich kann es nicht aushalten.	Niedrige Frustrationstoleranz

Allgemeine Disputation und Modifikation irrationaler Bewertungen

Nachdem sich Patient und Therapeut einen Überblick über die vorhandenen Bewertungsmuster verschafft haben und eine tragfähige therapeutische Beziehung besteht, wird damit begonnen, die Annahmen des Patienten zu hinterfragen. Diese Vorgehensweise funktioniert nur, wenn der Patient eine Veränderung der dysfunktionalen Gedanken wünscht und von deren Veränderbarkeit im Hinblick auf die definierten Veränderungsziele („C") überzeugt ist.

Hinterfragen der Annahmen

Mit dieser Gesprächstechnik stellt der Therapeut in einer Haltung von Respekt und Anerkennung gezielte Fragen, die den Patienten unterstützen, die eigenen Einstellungen zu überdenken und gegebenenfalls zu verändern. Die Disputation erfordert oftmals eine große Redundanz, jedoch führen die Wiederholungen dazu, dass der Patient für dysfunktionale Gedanken sensibilisiert wird und die Techniken des Infragestellens auf andere Problembereiche generalisiert. Dabei unterscheidet man die hedonistische und empirische Disputation.

Die hedonistische Disputation versucht durch Fragen wie: „Hilft Ihnen diese Annahme, sich so zu fühlen, wie Sie es möchten?" oder „Trägt die Beschäftigung mit diesen Gedanken dazu bei, mit dem Tinnitus zurecht zu kommen?" oder „Reduziert diese Vorstellung Ihren Druck?", den Tinnitusbetroffenen dafür zu sensibilisieren, dass manche Gedanken wenig hilfreich sind.

Die empirische Disputation hat eher die Überprüfung des Realitätsgehaltes mancher Gedanken zum Ziel. Obwohl die empirische Disputation in einzelnen Fällen sinnvoll ist, sollte der Schwerpunkt auf der hedonistischen Disputation liegen, da sie konstruktiver ist und vom Patienten leichter zu übernehmen ist.

Fragen des Therapeuten könnten sein:
– „Können Sie sicher sein, dass der Gedanke so stimmt?"
– „Was spricht dafür, was spricht dagegen?"
– „Sehen das alle Menschen so?"

Neben dieser durch den sokratischen Dialog forcierten Disputation sind zahlreiche Variationsmöglichkeiten gegeben. Eine günstige Methode ist, ausgehend von der Meinung des Patienten, diese durch Anwendung auf verschiedene Situationen auf ihre Alltagstauglichkeit hin zu testen. Schriftliche Briefe und Antwortbriefe (an und vom Tinnitus) sind z. B. ein fruchtbares Mittel, eine Disputation beim Patienten zu initiieren (Beispielbriefe: siehe Goebel, 2001c). Weitere Techniken, die zu einem Abbau irrationaler Bewertungen beitragen, sind in Tabelle 13 dargestellt.

Tabelle 13:
Techniken der Modifikation irrationaler Bewertungen (in Anlehnung an Wilken, 1998)

Techniken	Irrationale Bewertungen
– Hinterfragen der absoluten Forderungen an sich, an die Umwelt und die Zukunft, wie „Ich *muss* immer 100-prozentig leistungsfähig bleiben, um glücklich zu sein". Ziel ist die Abmilderung oder das ermöglichen von Alternativen wie: „Es wäre schön/besser 100-prozentig leistungsfähig zu sein, aber...". – Absolute Forderung beweisen lassen „Wieso müssen Sie ...? – Unterscheidung von „wollen" und „müssen" demonstrieren („Ich will möglichst gesund bleiben"). – Vermessenheit von absoluten Forderungen klar machen. – Alternative Formulierungen ausprobieren: „Wie fühlt es sich an, wenn Sie sich sagen „Ich war stets sehr leistungsfähig, ich darf auch Schwankungen zulassen".	Absolute Forderungen

– Verdeutlichung des destruktiven Charakters von „Muss-Sätzen". Beispiele, dass diese Imperative meist das Gegenteil bewirken. („Ich darf keinen weiteren Hörsturz bekommen – um keinen Preis").	
– Suche nach Hinweisen für gegenteilige Ansichten. – Sammeln von Rückmeldungen. – Realitätstestung. – Kontrastierung einer einzelnen und einer globalen Selbstbewertung. – Sensibilisierung für Verabsolutierungen.	Bearbeitung globaler Selbstabwertungen
– Worst-case-Szenarium („und dann?"). Diese Technik zwingt den Patienten zu einer Realitätstestung. – Einführung einer Katastrophenskala (0-100). – Humor: Bsp.: „Stimmt. Etwas Schlimmeres als nicht mehr die „Nummer Eins" zu sein, kann ich mir nicht vorstellen – und das hat Ihnen der Tinnitus angetan?"	Entkatastrophisieren
– Hinterfragen der häufigen Annahme „Der Tinnitus ist auf Dauer nicht zu ertragen. Wie lange denken Sie das schon? Werden Sie daran sterben? Warum können gerade Sie das nicht aushalten? Hilft Ihnen dieser Gedanke weiter?" – Gedankenexperiment: „Wenn ich Ihnen sage, der Tinnitus geht nach einem Jahr weg, wenn Sie ihn bis dahin aushalten. Gelänge das?" – Modelle: „Wie ertragen das andere?"	Bearbeitung niedriger Frustrationstoleranz

Negative, unrealistische Selbstverbalisierungen werden analysiert und durch konstruktive, positive innere Dialoge ersetzt. So erkennt der Betroffene den Tinnitus als ein Problem, das er selbst angehen kann. Er plant die einzelnen Verhaltensschritte und interpretiert aufkommende Angst, Grübeln und körperliche Reaktionen als Schlüsselreiz für den notwendigen Einsatz von Bewältigungsstrategien.

Angst wird zum Schlüsselreiz für den Einsatz von Copingstrategien

Modifikation systematischer Denkfehler

Die bereits geschilderten systematischen Denkfehler kommen auf einer abstrakteren Ebene zur Wirkung (Wahrnehmung/Verarbeitung) und tragen somit ebenfalls zur Chronifizierung der irrationalen Gedanken bei. Wegen ihrer Wichtigkeit in der Therapie sind weitere Techniken in Tabelle 14 dargestellt, wie sie zum Beispiel von Wilken (1998) in Anlehnung an Beck vorgeschlagen werden.

Tabelle 14:
Methoden der Veränderung von systematischen Denkfehlern (in Anlehnung an Wilken, 1998)

Hilfreiche Fragen	Techniken
– Ist es wirklich so, dass Sie jetzt weniger leisten als vor 10 Jahren ohne Tinnitus? – Was passiert im schlimmsten Fall? – Kennen Sie jemanden, der auch ohne Tinnitus Arbeit liegen lässt? – Ist jemand mit einem Sehfehler krank?	Realitätstestung
– Gibt es auch andere Erklärungen dafür, dass Sie sich erschöpft und depressiv fühlen? – Wäre ein Teil Ihres Zustandes auch ohne Tinnitus erklärbar? – Wie war es, bevor Sie den Tinnitus bekamen? Gab es Zeiten in denen Sie sich ähnlich fühlten? – Ist es jemandem wichtig, Sie fertig zu machen? – Würden Sie es bei jemand anderem auch so sehen?	Reattribuierung: Vor allem bei falscher Ursachenzuschreibung
– Im Sinne eines Brainstormings können denkbare Alternativen gesucht werden, um die automatischen Bewertungsmuster des Patienten zu unterbrechen. – Ist es Ihnen mal besser gegangen in der Situation?	Suche nach Alternativen

Erarbeitung funktionaler, zielführender Kognitionen

Sammeln alternativer Selbstinstruktionen
Im Verlauf der Disputation können bereits hilfreiche Sätze oder alternative Bewertungen gesammelt und ihre Wirkung im Sinne einer hilfreichen Selbstinstruktion (nach Meichenbaum, 1994) erprobt werden. Arbeitsgrundlage können die im Verlauf der Therapie erarbeiteten ABC-Schemata sein. Dies sollte auf alle Fälle schriftlich erfolgen.

Hilfreiche Fragen des Therapeuten sind
– „Was könnten Sie auch denken, das jedoch hilfreicher für Sie wäre? – „Welches innere Selbstgespräch trägt eher dazu bei, dass Sie sich weniger belastet fühlen?"

Analyse der automatischen Selbstgespräche
Zu Beginn kann sich der Tinnitusbetroffene ein Modell vorstellen, um eine bessere Distanzierung von den eigenen Bewertungsmustern zu erlauben (z. B. „Was würde jemand denken, der den Tinnitus bereits akzeptiert hat?"). Dabei können ganz spezifische Alternativen zu den eruierten Bewertungen formuliert, aber auch allgemeine dysfunktionale Selbstgesprächsstile modifiziert werden (z. B. „Typisch, kann nur mir passieren. Ich Idiot."). In Tabelle 15 sind hilfreiche Gedanken von Tinnitusbetroffenen aufgelistet.

Tabelle 15:
Hilfreiche Kognitionen eines Tinnitusbetroffenen

Hilfreiche Kognitionen, die zur Tinnitusbewältigung beitragen

- Es gibt sehr viele Menschen, die gelernt haben, sich an das Geräusch zu gewöhnen und trotzdem glücklich zu sein – das kann auch mir gelingen.
- Es wäre sicher schön, wenn der Tinnius verschwinden würde, aber das ist nun mal nicht realistisch.
- Nur weil ich einen Tinnitus habe, bin ich nicht krank.
- Menschen mit Tinnitus sind auch wertvoll.
- Ich sollte mehr auf mich und meine Gesundheit acht geben.
- Der Tinnitus ist mein Mahner, der Schlimmeres verhindert und mich zum Nachdenken gebracht hat.
- Auch wenn ich jetzt verzweifelt bin, es gibt Möglichkeiten das zu verändern.
- In 3 Jahren wird diese Zeit nur noch ein Teil meiner Erinnerung sein.
- Jetzt erstmal Druck rausnehmen – der hilft mir nicht weiter.

Einübung funktionaler Gedanken

Generalisierung des Gelernten

An diesem Punkt sind Patienten oft erleichtert und glauben die neuen Erkenntnisse reichen aus, um sich dauerhaft besser zu fühlen. Die konsequente Einübung und Anwendung auf verschiedenste, alltägliche Situationen ist jedoch wichtig, um eine Generalisierung des Gelernten zu erreichen und Rückfälle zu verhindern. Hier ist es nochmals wichtig, den Tinnitusbetroffenen zu motivieren, das ABC-Schema weiterzuführen und die funktionalen Gedanken einzuüben. Dabei lässt sich verdeutlichen, dass die neugewonnen Einstellungen erst auf einer verstandesmäßigen Ebene verknüpft sind und noch gegen „alte", biographisch bedingte automatisierte Einstellungen im Alltag konkurrieren. Erst das konsequente Einüben ermöglicht eine Automatisierung der funktionalen Kognitionen und damit auch eine gefühlsmäßige Einsicht. Konkrete Möglichkeiten, dies zu erreichen, sind die kognitive Vertiefung, bei der sich der Patient die Sätze wiederholt vorliest oder aufschreibt, die konsequente Weiterführung des ABC-Schemas oder die Anwendung von Vorstellungsübungen, die den Patienten auf reale Situationen vorbereitet.

Beachte: Um eine Generalisierung des Gelernten zu erreichen und Rückfälle zu verhindern, ist es nochmals wichtig, den Tinnitusbetroffenen zu motivieren, das ABC-Schema weiterzuführen und die funktionalen Gedanken einzuüben. Der Betroffene befindet sich im vergleichbaren Stadium einer Person, die das Autofahren gerade erlernt hat und zunächst weiß, wie das Fahren auf einer bewussten Ebene funktioniert. Erst durch häufiges Üben wird das Verhalten automatisiert und gewährleistet, so dass auch in einer Gefahrensituation die neuen Gedanken und Verhaltensmuster parat sind.

Integration
mehrerer
Therapieansät-
ze sinnvoll

Es ist vor allem im stationären Bereich bei den sehr belasteten Patienten sinnvoll, dass in den Therapieprogrammen verschiedene Einzelmethoden miteinander kombiniert werden. Hier sind Entspannungs- oder hypnotherapeutische Verfahren sowie Biofeedback von Bedeutung. Findet sich bei der Untersuchung ein Zusammenhang des Tinnitus mit einer *Halswirbelsäulen-Funktionsstörung* (zervikogene Tinnitusanteile), kann eine manualtherapeutische Behandlung in Verbindung mit einer krankengymnastischen Übungsbehandlung und ggf. mehrmals täglich anzuwendender kurzzeitiger Eisauflage auf die entsprechenden schmerzhaften Halsbereiche hilfreich sein. Patienten, mit *Kiefergelenkbelastungen* mit annähernder Normalhörigkeit, Lärmüberempfindlichkeit (Hyperakusis) aber auch mit Hörsturz, sollten gezielt einem Zahnarzt mit gnathologischen Kenntnissen überwiesen werden (stomatognathogene Tinnitusanteile). Er wird dann die Fehlokklusion behandeln und bei Bruxismus eine Aufbissschiene anfertigen. Diese Behandlung sollte in der psychosomatischen Behandlung eingebettet sein, da ein Entspannungsverfahren mit und ohne Biofeedback die verspannte Kaumuskulatur lockern hilft (Rubinstein et al., 1996; bei *zervikogenem* Tinnitus siehe Biesinger, 2001 – Anleitung zur HWS-Selbstmassage; bei *stomatognathogenem* Tinnitus siehe Neuhauser, 2001 – Anleitung von Kiefermuskulatur-Selbstmassage; zu *Biofeedback* bei Tinnitus siehe Kroymann et al., 2000; zu hypnotherapeutischen Ansätzen bei Tinnitus siehe Joisten, 2001).

Physikalische
Therapie bei
HWS-bedingtem
Tinnitus

Zahnärztliche
Behandlung bei
Kiefer- und
Kaumuskulatur
bedingtem
Tinnitus

4.4 Hörtherapie bei Tinnitus und Hyperakusis

„Soundtherapy"

Die sognenannte Hörtherapie („Soundtherapy") ist ein wichtiger integraler Bestandteil bei Counseling und der Behandlung von Tinnitusbetroffenen. Auf diesen Aspekt machten bereits Mitte der achziger Jahre Hallam und Jakes (London), Lindberg und Scott (Uppsala) sowie Goebel et al. (Prien) aufmerksam. Mit Bekanntwerden der Tinnitus-Retraining-Therapie (TRT) sind diese Bereiche breit akzeptiert und in die kognitiv ausgerichteten Behandlungsverfahren integriert worden.

4.4.1 Umgang mit Geräuschen

Counseling

Zunächst sollte mit den Patienten besprochen werden, dass zwischen Tinnitus und Hyperakusis nur indirekte Zusammenhänge bestehen und die Prognose der Hyperakusis sehr gut ist: In vielen Fällen sistiert die Hyperakusis auch spontan, was durch Counseling und Geräuschexposition anstelle von Vermeidung beschleunigt werden kann.

Exposition

Die Patienten sollten im nächsten Schritt ermutigt werden, geräuschvolle Umgebungen nicht zu meiden. Dadurch wird – ähnlich der Exposition bei der Angstbehandlung – langsam eine Entängstigung und Gewöhnung erreicht, wodurch die Hyperakusis und damit einhergehende Beeinträchtigungen einschließlich der Tinnitusbelastung in den meisten Fällen weitgehend zurückgehen (Jastreboff, 1996a; Wölk & Seefeld, 1999; Gold et al., 1999).

> **Beachte:** Wichtig ist die Abgrenzung von Rekruitment (Geräuschempfindlichkeit lediglich im geschädigten Frequenzbereich) von der Phonophobie (Empfindlichkeit gegenüber bestimmten Lärmquellen z.B. Lehrer oder Kindergärtnerinnen und Kindergeschrei) sowie dem seltenen Phänomen der Geräuschempfindlichkeit bei fehlender Stapesmuskelfunktion.

4.4.2 Apparative Möglichkeiten

Unterstützend kann die Hyperakusis mit Breitband-Rauschgeneratoren (RG) und/oder allgemeiner Geräuschexposition unter Vermeidung der Stille behandelt werden, wobei die angebotenen Geräuschpegel unterhalb des Geräuschempfindlichkeitspegels liegen sollen und im Sinne einer Habituation in langsamen (viele Wochen) Schritten gesteigert werden sollen (Goebel & v. Wedel, 2001; Delb et al., 2002). Sekundär ist dann auch mit einer Abnahme der Tinnitusbelastung zu rechnen (Wölk & Seefeld, 1999).

Vermeide die Stille

> **Beachte**: Das Prinzip jeglicher apparativer Behandlung bei Tinnitus ist die langfristige Teilmaskierung des Tinnitus.

Abbildung 17 zeigt die früheren psychoakustischen Ansätze mit dem Ziel der kompletten Verdeckung (Maskierung) des Tinnitus mittels individuell angepasster Masker im Gegensatz zu „neueren" Ansätzen (neurophysiologische Ansätze).

Neurophysiologischer Therapieansatz ist die „Soundtherapy"

Es ist Aufgabe des Hörgeräteakustikers hier den Patienten auf dem entsprechenden Ohr zu versorgen. Der HNO-Arzt verordnet mittels eines Formulars für Hörgeräte den „Masker zur Teilmaskierung eines dekompensierten Tinnitus" oder – bei Hörminderungen ab 20 dB – ein „Hörgerät zur Teilmaskierung eines dekompensierten Tinnitus". Nach einer entsprechenden möglichst langen Erprobungsphase wird vom Hörgeräteakustiker die erfolgreiche Anpassung attestiert und nach Gegenzeichnung des HNO-Arztes wird die Rechnung mit der Bescheinigung der Krankenkasse zur Erstattung des „Hilfsmittels" eingereicht. Der Patient sollte sich von der Deutschen Tinnitus Liga (DTL; Adresse siehe Anhang, S. 110) oder lokalen Betroffenen auch über die Höhe der auf ihn zukommenden Unkosten erkundigen. Im Preis inbegriffen ist eine auch nach der Bezahlung zu gewährende Beratung. Wenn dies nicht gewünscht wird (Verhandlungssache), muss der Hörgeräteakustiker den Preis deutlich senken!

Kontraproduktiv: Anstreben einer kompletten Tinnitusmaskierung

Frühzeitige Hörgeräteanpassung zur Teilmaskierung des Tinnitus

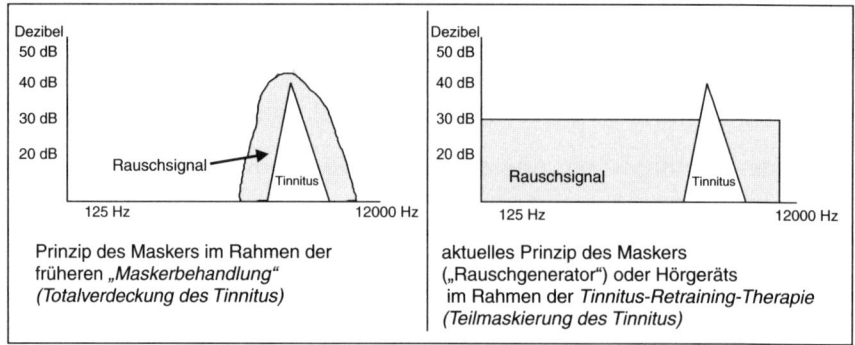

Abbildung 17:
Unterstützende Tinnitusbehandlung mittels neuerer Masker („Rauschgeneratoren") im Vergleich zur Wirkungsweise früherer Therapiemodelle

4.5 Tinnitusbewältigungsgruppentherapie (TBT)

TBT Es sind von verschiedenen Arbeitsgruppen themenzentrierte Therapien entwickelt worden, in denen die Patienten in einer geschlossenen Gruppe eine Therapie in strukturierten Stufen durchlaufen. Sie beginnen in der Regel mit psychoedukativen Elementen im Sinne des Counseling, in denen Störungswissen und ein Tinnitusmodell vermittelt sowie allgemein die Wirksamkeit von Psychotherapie bei Tinnitus aufgezeigt werden. Hierzu gehören auch Informationen über die Möglichkeiten der Geräuschtherapie (Rauschgenerator, Hörgerät, Geräuschexposition, Meidung der Stille). Es folgen Module mit theoretischer und praktischer Einführung in die kognitive Therapie (ABC-Modell) sowie Aufmerksamkeitslenkung, Tinnitusexposition, Analyse und Abbau von Vermeidungsverhalten, Erfahrungsaustausch, Stressbewältigung und Rückfallprophylaxe. Weitere Themen sind Schlafstörung, HWS-Probleme, euthymes Verhalten und Erlernen eines Relaxationsverfahrens.

In Abbildung 18 ist das evaluierte Vorgehen eines ambulanten Bewältigungstrainings skizziert, wie es in der Tinnitusambulanz der Universität Uppsala (Abteilung für Audiologie) von Lindberg und Scott bereits in den 80er Jahren evaluiert und etabliert wurde.

Ambulantes TBT

TBT nach Hallam   – Hierzu gehören die Arbeitsgruppe um Hallam, Jakes und McKenna, die als eine der ersten Psychologengruppen ein auf kognitive Therapie ausgerichtetes Gruppentherapiekonzept evaluierten (Jakes et al., 1992).

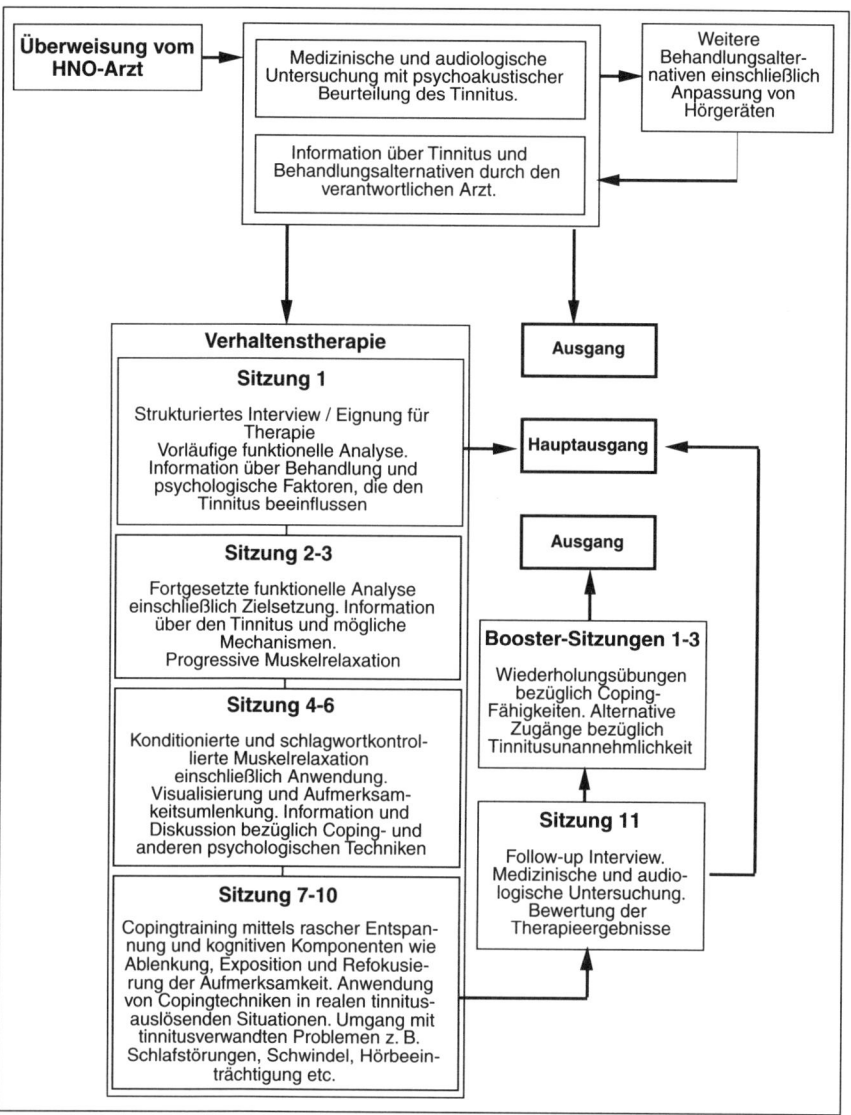

Abbildung 18:
Beispielhaftes Verhaltenstherapeutisches Behandlungspaket (aus Lindberg & Scott, 2001)

Die Vorgehensweise des in fünf Intervallen à 60 Minuten aufgebauten Programms ist in Hallam (2001) sowie Goebel (2001b) ausführlich dargestellt.

– Lindberg und Scott entwickelten ein zehn Intervalle à 60 Minuten umfassendes Gruppendesign einschließlich drei Booster-Sitzungen (Abbildung 18). Angaben zur Effektivität es Programmes finden sich in Lindberg und Scott (2001) und Goebel (2001b).

TBT nach
Lindberg &
Scott

– In Australien untersuchten Wilson und Henry (1993) ebenfalls ein auf Kognition und Copingverbesserung ausgerichtetes in sechs Intervalle à 90 Minuten unterteiltes Gruppendesign, dessen Stabilität in einer Boosteruntersuchung belegt werden konnte: In den Nachuntersuchungen ergab sich kein Unterschied zu der Gruppe, die an Boostersitzungen teilnahmen (Henry & Wilson, 1996; Goebel, 2001b).

– Mit Unterstützung des BMFT entwickelte in Deutschland Kröner-Herwig ein ebenfalls auf Kognition und Copingverbesserung ausgerichtetes in zehn Intervalle à 90 Minuten aufgebautes Gruppendesign, dessen Aufbau incl. Manual und Arbeitsanleitungen in einem sehr empfehlenswerten Buch zur Verfügung steht (Kröner-Herwig, 1997).

– Rübler entwickelte in Trier ein auf dem Konzept von Kröner-Herwig et al. (1995) und Goebel et al. (1999; 2001a) aufgebautes in zehn Intervalle à 120 Minuten unterteiltes Gruppendesign (Rübler, 1996). Von Interesse ist die Kontrollgruppe, die ein aus verschiedenen Komponenten von psychiatrischer Beratung, Krankengymnastik und Homöopathie zusammengestellte Behandlung durchlief. Die Behandlung verlief
erfolglos. Andererseits zeigte sich in der Wartephase bereits ein Effekt, der u. a. auch auf das zur Vorbereitung empfohlene Selbsthilfebuch von Hallam (1996b) zurückzuführen ist (Goebel, 2001b).

– Stepputat (2000) entwickelte in Prien ein in 5 Intervallen à 180 Minuten unterteiltes strukturiertes Gruppendesign, ein als Rückfallprophylaxe ausgerichtetes Behandlungsangebot für Patienten, die eine stationäre Tinnitusbehandlung durchlaufen hatten. Wie bei den Ergebnissen von Henry und Wilson blieb der Effekt vergleichbar stabil, wie bei den Patienten, die diese Behandlung nicht erhalten hatten (Goebel et al., 1999).

– Delb, D'Amelio, Archonti und Schonecke (2002) entwickelten ähnlich wie Kröner-Herwig (1997) und Rübler (1996) eine „Psychologische Tinnitus-Therapie (PTT)", die sie mit Couselingelementen durch den HNO-Arzt kombinierten. Das in 12 Einheiten ablaufende strukturierte Programm besteht aus kognitiven verhaltenstherapeutischen Elementen, hypnotherapeutischen imaginativen Interventionen sowie Relaxation. Erste Evaluationsergebnisse belegen über einen Zeitraum von drei Monaten einen guten Effekt im Vergleich zu einer Wartekontrollgruppe (Delb et al., 2002). Die Autoren haben dieses sehr psychotherapeutisch intendierte Angebot auch für Patienten mit dekompensiertem Tinnitus entwickelt.

Stationäres TBT

Bei der stationären psychosomatischen Behandlung von Patienten, die sich im Gegensatz zu den ambulanten Behandlungsgruppen durch eine höhere Tinnitusbelastung und damit auch höhere psychische Komorbidität auszeichnen, haben sich – integriert in weitere individuelle Therapien – strukturierte Tinnitusbewältigungsgruppentherapie-Konzepte etabliert und bewährt (Wise et al., 1998). In Tabelle 16 ist ein solches Behandlungsprogramm beispielhaft skizziert. Die Sitzungen finden zweimal wöchentlich (à 100 Minuten) über fünf Wochen hinweg statt. Ausführliche Angaben zur Durchführung des Programmes, welches in der Klinik Bad Bramstedt praktiziert wird, sind bei Greimel (1995) nachzulesen. **TBT der Klinik Bad Bramstedt**

Tabelle 16:
Übersicht zu Tinnitusbewältigungsgruppentherapie (TBT; nach Wise et al., 1998)

	Thema und Schwerpunkt	**Beispiel**
1. Sitzung	Aller Anfang ist schwer	Psychosomatisches Tinnitusmodell
2. Sitzung	Imaginationsübung, Aufmerksamkeitsumlenkung	Tinnitus und der Löwenzahn
3. Sitzung	Analyse der Einstellungen	Brief an den Tinnitus
4. Sitzung	Sortieren und Bewerten	Tinnitus-Teufelskreis
5. Sitzung	Tinnituscoping	Tipps und Tricks
6. Sitzung	ABC-Modell	Hinterfragung der Befürchtungen
7. Sitzung	Das Limbische System und der Kortex	Umstrukturierung
8. Sitzung	Stressbewältigung	Lust- und Lastwaage
9. Sitzung	Erkenne Dich selbst	Antwortbriefe vom Tinnitus
10. Sitzung	Genuss und Lust trotz Tinnitus	Tinnitusausflug

4.6 Tinnitus-Retraining-Therapie (TRT)

Innovativ und im Zentrum auch des verhaltensmedizinischen Interesses steht derzeit die „Tinnitus-Retraining-Therapie (TRT)", die in der Kombination aus einer apparativen Therapie (Hörgerät oder Masker, Geräuschtherapie) und mit einer individuell gestalteten psychologischen Beratung oder Psychotherapie besteht (Goebel, 1997; Goebel & v.Wedel, 2001; Delb, D'Amelio, Archonti & Schonecke, 2002). Der Tinnituspatient wird motiviert, sich sowohl an das relativ leise Geräusch des Maskers zu gewöhnen bzw. durch Verbesserung der Hörfähigkeit mit einem Hörgerät die Wahrnehmung des Tinnitus zu reduzieren. Dadurch soll die Wiedererkennung des Tinnitussignals erschwert werden. Ziel der psychologischen Beratung oder Therapie („Counseling") ist es, den Patienen über ein mehrdimensionales Tinnitusmodell (Jastreboff) zu informieren und ihn dann zu motivieren, sich an den Tinnitus zu gewöhnen bzw. ihn zu akzeptieren, also ganz im Sinne eines Tinnitus-Bewältigungs-Trainings (TBT). Das ambulante Counseling und die Betreuung erfolgt in etwa sechswöchigen individuellen Sitzungen oder blockweisem Gruppendesign über einen Zeitraum von bis zu zwei Jahren. **TRT**

ADANO-
Richtlinie:
HNO-Arzt in
Kooperation mit
Psychothera-
peut/
Psychologe
(Team!)

Es besteht insgesamt die Notwendigkeit weiterer Forschungsanstrengungen. Eine kritische Analyse zur „Tinnitus- Retraining-Therapie (TRT)" zeigt bisher, dass deren Effekte entgegen den anfänglichen euphorischen Erfolgsberichten (Jastreboff, 1996b) eher moderat sind (Goebel & von Wedel, 2001). Der Effekt beruht überwiegend auf den kognitiven Therapieelementen (Wilson et al., 1998; Wilson, 2000; Kröner-Herwig et al., 2000), weswegen im Rahmen eines Qualitätsmanagements die Arbeitsgruppe der ADANO in ihrer Richtlinie für Deutschland auch die Einbindung approbierter Psychotherapeuten (Ärzte oder Psychologen) fordert (Biesinger, 1997).

4.7 Stressbewältigungsstrategien

Hierzu gibt es eine Fülle von Anleitungen und ausgearbeiteten Manualen, die hier aus Platzgründen nicht aufgeführt werden können (vgl. z.B. Delb et al., 2002). Tinnitus kann als Stressor verstanden werden, dessen Bewältigung mehrdimensional angegangen werden sollte, wie es modellhaft der Abbildung 19 zu entnehmen ist.

4.8 Biofeedback und Relaxation

Biofeedback in
VT integriert ist
effektiv

Einzelmethoden wie Biofeedback, Progressive Muskelentspannung (PME, Hofmann, 2003), Autogenes Training (AT) und Yoga (Kröner-Herwig et al., 1995) zeigen als Monoverfahren nur geringe Effekte. Eine Übersicht zu den Ansätzen von Biofeedback und Relaxation bei Tinnitus mit ausführlicher Darstellung der Erfahrungen verschiedener Experten und Überlegungen zur Integration in die Verhaltenstherapie findet sich bei Kroymann et al. (2000), eine Übersicht über die bisherigen Studien einschließlich Yoga und AT sind bei Goebel zusammengefasst (2001b).

Entspannung
und Biofeed-
back wirken als
Copingstrategie

Viele Autoren erklären die Wirkung von Biofeedback und Entspannungstraining auch über indirekte Mechanismen: Konzentriert sich der Patient während der Sitzungen auf die Instruktionen und den körperlichen Entspannungszustand, wird er allein dadurch die Ohrgeräusche vorübergehend weniger beachten. Es wird sich die Überzeugung einstellen, dass der Tinnitus kontrollierbar ist und das Gefühl der Hilflosigkeit wird abnehmen (Kirsch et al., 1987). Die damit erreichbare emotionale Ausgeglichenheit und Abnahme der ängstlich-phobischen Reaktion wird dazu beitragen, dem Tinnitus gegenüber gelassener zu werden, was die subjektive Lautheit reduzieren kann.

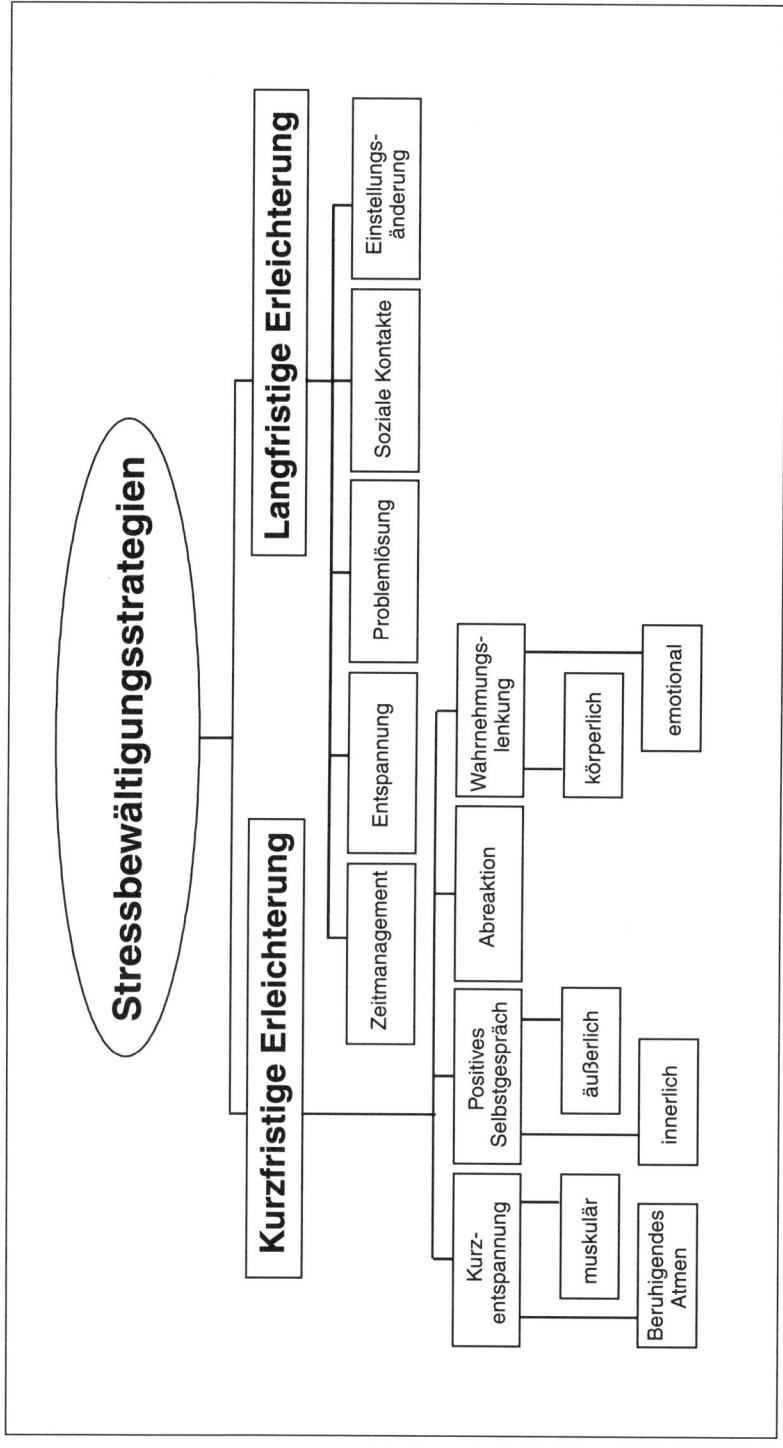

Abbildung 19:

Stressbewältigungsstrategien, unterteilt in kurz- und langfristige Ziele (nach TBT, Klinik Roseneck, 2001; nicht veröffentlicht)

4.9 Hypnotherapie

Die Literatur über den Einsatz von Hypnose bzw. Hypnotherapie in der Tinnitusbehandlung ist äußerst spärlich. Das hängt möglicherweise mit der traditionellen Anwendung des Verfahrens in der Schmerztherapie zusammen, weswegen die Indikation Tinnitus bislang nicht ausreichend beachtet wurde. Bei der Hypnotherapie wird kognitive Therapie mit Hypnose kombiniert. Im tiefen, entspannten, hypnotischen Zustand (Trance) wird der Patient instruiert, z.B. den Tinnituston in ein mehr akzeptierbares visuell-akustisches Bild, oder die Bedeutung des Tinnitus für sein Leben in eine andere Sichtweise zu verwandeln. Tonbandaufzeichnung der individuellen Sitzung ermöglicht dem Betroffenen zu Hause die Wirkung der Entspannung zu vertiefen.

Eine Übersicht zu den Ansätzen der Hypnosetherapie bei Tinnitus mit ausführlicher Darstellung der Erfahrungen verschiedener Anwender und Überlegungen zur Integration der klinischen Hypnose in die Verhaltenstherapie findet sich bei Joisten (2001), eine Übersicht über die bisherigen Studien bei Goebel (2001b), Ergebnisse einer Metaanalyse bis 1995 bei Olderog (1999) und Schilter (2000).

Bedauerlicherweise ist das Design der deutschen Hypnosestudie von Halama (1992) nicht korrekt und das ermittelte Ergebnis unglaubhaft (Effektstärke 3,9; Schilter et al., 2000).

4.10 Gestaltungstherapie

Hierbei handelt es sich um eine besondere Form der Beschäftigungstherapie in Anlehnung an die Tiefenpsychologie (C.G. Jung). Die Betonung liegt auf dem Schöpferischen. Mit Materialien (Ton, Farbe, Papier, Musik) werden Lebensbereiche „gestaltet" und reflektiert. In manchen Kliniken wird dieses Verfahren in die Behandlung integriert (weitere Details mit Einzelfalldarstellung siehe Palm & Goebel, 2001).

4.11 Psychodrama

Psychodrama ist eine auf J.L. Moreno (1921) zurückgehende Psychotherapieform, in deren Verlauf frei gewählte Rollen übernommen und gespielt werden, die es dem Therapeuten ermöglichen, Symptome und deren Ursachen aus dem sozialen Kontext der rollenspielenden Person bzw. Gruppe zu ermitteln. Die Basis ist eine Verbindung von psychoanalytischen Konzepten mit gruppendynamischen Erkenntnissen. Einzelne Module sind häufig in kaufmännischen Lehrmethoden und in Selbstsicherheitstrainings umgesetzt. Als lesenswertes Beispiel einer Integration dieser Psychotherapieform in der Tinnitusbehandlung kann der „Dialog mit dem Tinnitus" in Briefform angeführt werden, wie er 1992 erstmals publiziert wurde (Goebel, 2001c). In ähnlicher Form wurde er in einigen Tinnitus-Bewältigungstherapiemanualen (Rübler, 1996) und in einigen tinnitusspezifischen Behandlungsformen psychosomatischer Kliniken Deutschlands übernommen.

Briefdialog mit dem Tinnitus

5 Effektivität und Prognose der Verhaltenstherapie

Vorgehensweisen verschiedenster Therapierichtungen sind in den Übersichtsarbeiten von Wilson et al. (1993), Andersson et al. (1995), Frenzel und Kröner-Herwig (1997) sowie Goebel (2001c) zusammengefasst und zwischenzeitlich in drei Metaanalysen bewertet (Olderog, 1999; Andersson & Lyttkens, 1999; Schilter, 2000). Die in den Arbeiten ermittelten Effektgrößen liegen im moderaten Bereich von 0.8 bis 1.2.

Metaanalysen: Effektstärken bis 1.2

Oft ist es schwierig zu entscheiden, ob die Bewältigungsanstrengungen mehr auf die Tinnitusproblematik zu konzentrieren sind (Tinnitus-Bewältigungstherapie (TBT); Kröner-Herwig, 1997; Wise et al., 1998), ob die otologischen Probleme wie Hörminderung und/oder Geräuschempfindlichkeit (Hyperakusis) zu fokussieren sind (von Wedel, 2001) oder mehr die psychischen Störungen im Mittelpunkt zu stehen haben (Depressions-Bewältigungstherapie). In den meisten der bislang vorliegenden Studien hat sich der kognitive Verhaltenstherapieansatz anderen Methoden gegenüber als überlegen oder zumindest gleichwertig erwiesen.

Kognitive Verhaltenstherapie sehr verbreitet

Eine zusammenfassende Darstellung und vergleichende Wertung der vorliegenden Untersuchungen ist auf Grund unterschiedlicher Behandlungsansätze sowie hoch selektiver Stichproben problematisch. Erschwerend kommen methodische Mängel hinzu. Oft sind die Kriterien für eine Besserung unklar und wenig standardisiert; nicht selten wurden nichtvalidierte Messinstrumentarien verwendet. Angesichts von Spontanremissionen, wie sie auch beim chronischen Tinnitus vorkommen, liefern Untersuchungen ohne Kontrollgruppe keine zuverlässigen Ergebnisse. In den meisten Studien sind die psychotherapeutischen Interventionen weitgehend transparent dargestellt, und zahlreiche Katamneseerhebungen erlauben es, den Kurzzeiteffekt von der langfristigen Wirkung abzugrenzen. Dagegen ist auf Grund der medizinischen Hypothesen über den Tinnitus die ätiologische

Spontanremissionsquote und ungenaue Stichprobenbeschreibungen erschweren die Effektivitätsbeurteilung und vergleichende Gewichtung

Zuordnung oft ungenau. Die Patienten sind allenfalls nach allgemeinen HNO-ärztlichen Kriterien aufgeschlüsselt; Angaben zur psychiatrischen Komorbidität fehlen häufig. Auch wenn psychopathologische Auffälligkeiten erfasst wurden, lässt sich meistens nicht erkennen, wie weit sie durch die psychologische Intervention beeinflusst wurden.

TRT

Eine kritische Analyse zur Tinnitus Retraining-Therapie (TRT), deren Effekte entgegen den anfänglichen euphorischen Erfolgsberichten eher moderat sind und in ihrer Wirksamkeit eher geringer als die der kognitiven Therapie einzuschätzen ist (Wilson et al., 1998; Kröner-Herwig et al., 2000), sind der Übersicht von Goebel und von Wedel (2001) zu entnehmen.

Expositions- und Ablenkungsstrategien

Lindberg und Scott (2001) belegten bereits 1989 sowohl die Wirksamkeit von Expositions- als auch von Ablenkungsstrategien, da für beide Methoden Verbesserungen bezüglich der subjektiven Tinnituslautheit, Tinnitusbelästigung und Tinnituskontrolle im Vergleich zu einer Wartekontrollgruppe gefunden wurden.

Gruppentherapie ist individueller Therapie gleichwertig

Erwähnenswert ist auch die Studie von Jacobs (zitiert in Frenzel & Kröner-Herwig, 1997). Sie überprüfte bei 55 psychiatrisch wenig auffälligen Patienten einer HNO-Klinik eine kognitiv ausgerichtete ambulante Verhaltenstherapie (nach Ellis) im Gruppen- versus Einzelsetting. Nachuntersuchungen im Abstand von vier und 16 Monaten ergaben für die Variablen „Tinnitusbelästigung" und „Stimmung" einen stabilen Verlauf ohne Unterschied zwischen den Gruppen. Die Autorin folgert aus ihren Ergebnissen, dass die Therapie im Hinblick auf ökonomische Aspekte im Gruppensetting durchgeführt werden sollte.

Stationäre Verhaltensmedizin

Besonders bei einem größeren Leidensausmaß der Tinnitusbetroffenen ist ein multimodaler verhaltensmedizinischer Therapieansatz indiziert und in seiner Effizienz belegt. Für die Behandlung im stationären Setting haben Goebel und Hiller (1996) die Daten von 208 Patienten mit chronisch dekompensiertem Tinnitus ausgewertet, die für einen Zeitraum von durchschnittlich acht bis neun Wochen im Rahmen eines multimodalen Programmes mit Schwerpunkt auf kognitiver Verhaltenstherapie (Goebel et al., 2001a) behandelt wurden. Im Vergleich zu einer Wartekontrollgruppe zeigten sich bei den behandelten Patienten Verbesserungen im Tinnitus-Fragebogens (TF). Parallel zu den tinnitusbezogenen Beschwerden wurden die Verbesserungen in den Tagebuchprotokollen der Patienten sowie in den psychologischen Beschwerdemustern der Symptom-Checklist (SCL-90-R)

2-Jahres-Katamnese

deutlich (Goebel et al., 2001a). Nach zwei Jahren zeigte sich in den Skalen des Tinnitus-Fragebogens (TF) eine gute Stabilität der erreichten Therapieerfolge. Während Patienten mit einem Rentenantrag etwas schlechtere Therapieerfolge erreichten, konnte für andere Merkmale wie Geschlecht, Bildungsstand, Familiensituation, Arbeitsunfähigkeitszeiten im letzten Jahr

Rentenantrag ungünstiger Prädiktor

oder das Ausmaß der psychopathologischen Auffälligkeiten keine prädikti-

96

ve Relevanz gefunden werden (Goebel & Hiller, 1996; Goebel, 1999). Eine Studie von Hesse et al. (2001) bestätigt die Effektivität der stationären Verhaltenstherapie für eine große Fallzahl.

In einer weiteren Stichprobe konnte auch gezeigt werden, dass sich der stationäre Therapieeffekt im Abbau dysfunktionaler Einstellungen widerspiegelt (Rienhoff et al., 2001), ohne dass belegt werden konnte, dass das Ausmaß der irrationalen Einstellungen prognostische Aussagen bezüglich des Therapieerfolgs erlaubt. **Irrationale Einstellungen sind kein Prädiktor**

Fazit: Jahrtausende sind vergangen, seitdem die erste Behandlung eines Tinnitus auf ägyptischen Papyrusrollen beschrieben wurde; trotz intensiver Forschungsanstrengungen sind viele Fragen bezüglich der Tinnitusursachen und dessen Behandlung unbeantwortet geblieben.

Die geschilderten therapeutischen Ansätze und Befunde machen deutlich, dass ein zunehmend differenziertes Repertoire von Behandlungsmethoden unter Einbeziehung medizinischer, apparativer und psychotherapeutischer Methoden entwickelt wurde. Mit entsprechender Gewichtung kann dieses Angebot in den unterschiedlichen Einrichtungen des Gesundheitssystems eingesetzt werden. Der Patient kann sowohl in der ambulanten HNO-ärztlichen Praxis, im Allgemeinkrankenhaus, bei verhaltensmedizinisch ausgerichteten ambulanten Therapeuten sowie in Fachkliniken mit einem auf Tinnitus bezogenen Behandlungsprogramm Hilfe finden (stationäre psychosomatische Krankenhausbehandlung, stationäre psychosomatische Rehabilitation).

Es wird erforderlich sein, das Angebot der einzelnen Einrichtungen genauer aufeinander abzustimmen, klare Indikationskriterien für die eine oder andere Therapieformen festzulegen und der Chronifizierung durch unwirksame oder nicht ausreichende Behandlungen entgegenzuwirken.

Zusammenfassend deuten die Befunde darauf hin, dass Programme mit verschiedenen Behandlungskomponenten bei Patienten mit chronischem und dekompensiertem Tinnitus die besten Wirkungen erzielen. Die meisten chronisch Tinnitusbetroffenen benötigen keine intensive Behandlung mit psychotherapeutischem Schwerpunkt. In vielen Fällen ist eine umfassende Aufklärung über die Art der Erkrankung und mögliche Komplikationen ausreichend, in anderen Fällen kann ein hauptsächlich durch apparative Maßnahmen unterstütztes Habituationstraining eine mäßige Tinnitusbelastung günstig beeinflussen. **Selbsthilfe**

Für viele Patienten ist zudem die Mitarbeit in einer Tinnitus-Selbsthilfegruppe wertvoll. Derartige Selbsthilfegruppen werden z.B. von der Deutschen Tinnitus Liga e. V. initiiert und gefördert.[*] Diese Selbsthilfeorganisa-

---

[*] Postfach 349, D-42353 Wuppertal, E-Mail: dtl@tinnitus-liga.de,
  Website: www.tinnitus-liga.de

tion stellt eine Vielzahl von Informationsbroschüren für Betroffene zur Verfügung und gibt regelmäßig eine eigene, auch für den „Tinnitustherapeuten" sehr zu empfehlende, Mitgliederzeitschrift heraus. Auch können Selbsthilfebücher wie etwa die von Hallam (1996), Biesinger (1996) oder Thora & Goebel (2002) empfohlen werden.

6 Literatur

ADANO (1998). Empfehlung der ADANO vom 14. März zur Retraining-Therapie. *HNO aktuell; 6:* 141-142.

Alster, J., Shemesh, Z., Ornan, M. & Attias, J. (1993). Sleep disturbance associated with chronic tinnitus. *Biological Psychiatry; 34*: 84-90.

Andersson, G., Melin, L., Hägnebö, C., Scott, B. & Lindberg, P. (1995). A review of psychological treatment approaches for patients suffering from tinnitus. *Annals of Behavioral Medicine; 17:* 357-366.

Andersson, G. & Lyttkens, L. (1996). Acupuncture for tinnitus: time to stop? *Scandinavian Audiology; 25:* 273-275.

Andersson, G. & Lyttkens, L. (1999). A meta-analytic review of psychological treatments for tinnitus. *British Journal of Audiology; 33*: 201-210.

Anonymus (1981). In D. Evered & G. Lawrenson (eds.), *Tinnitus*. Ciba Foundation Symposium 85, Medical Books (300-302). London: Pitman.

APA (American Psychiatric Association) (1994). *Diagnosticand Statistical Manual of Mental Disorders*, 4th ed (DSM-IV). Washington DC: APA.

Arnold, W. (1995). Anmerkungen zur Differentialdiagnose des Tinnitus. *Otorhinolaryngol Nova; 5*: 112-116.

Arnold, W. & Ganzer, U. (Hrsg.) (1997). *Checklisten in der aktuellen Medizin: HNO-Heilkunde*. Stuttgart: Thieme.

Atkinson, J.H., Kremer, E. & Ignelzi, R.J. (1982). Diffusion of pain language with affective disturbance confounds differential diagnosis. *Pain; 12*: 375-384.

Axelsson, A. (1992). Causes of tinnitus. In J.M. Aran & R. Dauman (eds.), *Proceedings of the Fourth International Tinnitus Seminar* (275-277). Amsterdam, New York: Kugler.

Axelsson, A., Andersson, S. & Gu, L.D. (1995). Acupuncture in the management of tinnitus: a placebo-controlled study. In G. Reich & J. Vernon (eds.), *Proceedings of the fifth International Tinnitus Seminar* (71-73). Portland: American Tinnitus Association.

Beck, A.T., Ward, C.H., Mendelson, M., Mock, J. & Erbaugh, J. (1961). An inventory for measuring depression. *Archiv of General Psychiatry; 4*: 561-571.

Biesinger, E. (1996). *Die Behandlung von Ohrgeräuschen. Tinnitusmasker und Trainingstherapie* (Retraining) (78-91). Stuttgart: Trias.

Biesinger, E. (1997). *Ambulante Tinnitustherapie*. Arbeitsgemeinschaft deutschsprachiger Audiologen und Neurootologen. ADANO, Arbeitstagung 20.-22.3.1997.

Biesinger, E. (2001). Tinnitus und Störungen der Halswirbelsäule. In: G. Goebel (Hrsg.),

Ohrgeräusche. Psychosomatische Aspekte des chronischen Tinnitus (279-292). München: Urban & Vogel.

Bleich, T., Lamprecht, F., Lamm, H. & Jäger, B. (2001). Der Langzeitverlauf des chronischen Tinnitus. *Zeitschrift für Medizinische Psychologie; 2*: 79-86.

Boenninghaus, H.G. (1996). *Hals-Nasen-Ohrenheilkunde*. Berlin, Heidelberg, New York: Springer.

Bretlau, P., Thomson, J., Tos, M., Johnson, N.J. (1989). Placebo effect in surgery for Menière's disease: nine year follow-up. *American Journal of Otology 4*: 256-261.

Briner, W. (1995). A behavioral nosology for tinnitus. *Psychological Report; 77*: 27-34.

Brügel, F.J. & Schorn, K. (1991). Zervikaler Tinnitus nach HWS-Behandlung. *Laryngorhinootol; 70*: 321-325.

Budd, R.J. & Pugh, R. (1995). The relationship between locus of control, tinnitus severity, and emotional distress in a group of tinnitus sufferers. *Journal of Psychosomatic Research; 39*: 1015-1018.

Camp-Schmidt, E. de & Camp, U. de (1992). Tinnitusbewältigung durch Streßimmunisierung. In G. Goebel (Hrsg.), *Ohrgeräusche*. Psychosomatische Aspekte des komplexen chronischen Tinnitus (165-178). München: Quintessenz.

Claussen, E. & Claussen, C.F. (1986). Funktionelle Hörbahnveränderungen bei Tinnitus. *Arch Klin exper Ohr-Nasen-Kehlkopfheilkunde, Suppl 2*: 64-67.

Coles, R.R.A. (1996). Compensable tinnitus from causes other than noise. In: G. Reich & J. Vernon (eds.), *Proceedings of the Fifth International Tinnitus Seminar 1995* (135-141). Portland: American Tinnitus Association.

Coles, R.R.A. & Baskill, J.L. (1996). Absolute loudness of tinnitus: tinnitus clinic data. In: G. Reich & J. Vernon (eds.), *Proceedings of the Fifth International Tinnitus Seminar 1995* (135-141). Portland: American Tinnitus Association.

Crary, W., Wexler, M. (1977). Menière's disease: A psychosomatic desorder? *Psychology report 41*: 603- 645.

Delb, W., D'Amelio, R., Archonti, C. & Schonecke, O. (2002). *Tinnitus. Ein Manual zur Tinnitus-Retrainingtherapie*. Göttingen: Hogrefe.

Danino, J., Joachims, H.Z. & Eliacher I. (1984). Tinnitus as a prognostic factor in sudden deafness. *American Journal of Otolaryngology, 5*: 394-396.

Derogatis, L.R. (1986), *Symptom-Check-List* (3rd ed.).(Deutsche Version: Franke, G.H. (1995). Die Symptom-Checkliste von Derogatis. Göttingen: Beltz Test GmbH).

Deutsche Tinnitus-Liga. (1999). Tinnitus ist eine Volkskrankheit. *Tinnitus-Forum; Aug*: 58-60.

Dobie, R.A., Hobverg, K.E. & Rees, T.S. (1986). Electrical tinnitus suppression: A doubleblind crossover study. *Otolaryngol Head Neck Surgery, 95*: 319-323.

Duckro, P.N., Pollard, C.A., Bray, H.D. & Scheiter, L. (1984). Comprehensive behavioral management of complex tinnitus: a case illustration. *Biofeedback and Selfregulation, 9*: 459-469.

Elies, W. (1992). Zum Stellenwert immunologischer Befunde und der Rundfensterruptur im Ursachenspektrum cochleo-vestibulärer Symptome. *HNO-Informationen, 4*: 8-17.

Ellis, A. (1977). *Die rational-emotive Therapie RET*. München: Pfeiffer.

Ellis, A. (1997). *Grundlagen und Methoden der rational-emotiven Verhaltenstherapie*. München: Pfeiffer.

Eriksson-Mangold, M. & Carlsson, S.G. (1991). Psychological and somatic distress in relation to perceived hearing disability, hearing handicap and hearing measurements. *Psychosomatic Research, 6*: 729-740.

Erlandsson, S.I., Hallberg, L.R.M. & Axelsson, A. (1992). Psychological and audiological correlates of perceived tinnitus severity. *Audiology, 31*: 168-179.

Erlandsson, S. & Persson, M.L. (1996). Clinical implications of tinnitus and affective disorders. In G. Reich & J. Vernon (eds.), *Proceedings of the Fifth International Tinnitus Seminar 1995* (557-562). Portland: American Tinnitus Association.

Feldmann, H. (1989). Resignation oder therapeutische Chance bei Tinnitus? *Therapiewoche, 39*: 1430-1434.

Feldmann, H. (1998a). *Tinnitus*. Stuttgart: Thieme.

Feldmann, H. (1998b). Spezielle audiologische Diagnostik. In: H. Feldmann (Hrsg.), *Tinnitus* (94-102). Stuttgart: Thieme.

Feldmann, H. (1998c). Medizinhistorisches und Kulturhistorisches zum Tinnitus. In: H. Feldmann (Hrsg.), *Tinnitus* (1-34). Stuttgart: Thieme.

Fengler, J. (1990). *Hörgeschädigte Menschen. Beratung, Therapie und Selbsthilfe*. Stuttgart: Kohlhammer.

Fichter, M. & Goebel, G. (1996). Psychosomatische Aspekte des chronischen komplexen Tinnitus. *Deutsches Ärzteblatt, 93*: A1771–1776 (Heft 26).

Fleischer, G. (2000). *Gut hören. Heute und morgen*. Heidelberg: Median Verlag.

Flor, H. (2000). *Kortikale Reorganisation bei Tinnitus: Tinnitusfrequenzdiskrimination*. Vortrag beim 3. Tinnitus-Symposium der HNO-Klinik und -Poliklinik der Charité Berlin, 15.4.

Florin, I. (1990). Psychische Symptome und Krankheitsanfälligkeit bei schwerhörigen Erwachsenen. *Hörakustik, 9*: 16-21 und 64-73.

Fowler, E.P. (1943). Control of head noises, their illusions of loudness and timbre. *Archiv Otolaryngology, 37*: 391-398.

Fowler, E.P. (1948). The emotional factor in tinnitus aurium Laryngoscope 58: 145–154.

Franke, G.H. (1995). *Die Symptom-Checkliste von Derogatis, Deutsche Version (SCL-90-R)*. Göttingen: Beltz Test GmbH.

Frenzel, A., Kröner-Herwig. B. (1997). Die Behandlung von chronischen Ohrgeräuschen mit psychologisch fundierten Verfahren. In: B. Kröner-Herwig (Hrsg.), *Psychologische Behandlung des chronischen Tinnitus* (23-31). Weinheim: PVU.

Frenzel, A. (1998). *Chronischer Tinnitus: Evaluation eines kognitiv-behavioralen Gruppentrainings und einer Minimalintervention*. Herdecke: GCA.

Gabriels, P. (1996). Tinnitus and hyperacusis. In: G. Reich & J. Vernon (eds.). *Proceedings of the Fifth International Tinnitus Seminar 1995* (563-567). Portland: American Tinnitus Association.

Gefken, R., Kurth, H. (1998). Psychiatric problems due to tinnitus: results of a survey of patients with chronic tinnitus. In: Goebel, G. (ed.). *Tinnitus; Psychosomatic Aspects of Complex Chronic Tinnitus; Occurence, Effects, Diagnosis and Treatment*. 51- 62. London: Quintessence Publishing.

Gehring, A. & Blaser, A. (1982). *Minnesota Mutiphasic Personality Inventory (MMPI)*. Bern: Huber.

Glaninger, J. (1982). Der Hörsturz in der Seneszenz. *Fortschritte der Medizin, 100*: 1605-1611.

Glasgold, A., Altmann, F. (1966). The effect of stapes surgery on tinnitus in otosclerosis. *Laryngoscope, 76*: 1524–1532.

Goebel, G. (1989). Tinnitus. In I. Hand & Wittchen, H.-U. (Hrsg.), *Verhaltenstherapie in der Medizin* (207-228). Berlin, Heidelberg, New York: Springer

Goebel, G. (Hrsg.) (1992). *Ohrgeräusche*. Psychosomatische Aspekte des komplexen chronischen Tinnitus. München: Quintessenz.

Goebel, G. (1993). Psychosomatik und Psychotherapie des komplexen chronischen Tinnitus. *Psycho, 19(7):* 447-463.

Goebel, G. (1995). Fortschritte bei der verhaltensmedizinischen Diagnostik und Behandlung quälender Ohrgeräusche. *Otorhinolaryngol Nova, 5*: 178-189.

Goebel, G. (1997). Retraining-Therapie bei Tinnitus; Paradigmenwechsel oder alter Wein in neuen Schläuchen? *HNO, 45(9):* 664-667.

Goebel, G. (1998). Die Verhaltensmedizinische Behandlung des chronischen Tinnitus. *Psycho, 2*: 78-88.

Goebel, G. (1999). *Therapie des chronischen Tinnitus*. Evaluation und Prädiktoranalyse einer multimodalen Verhaltenstherapie. Habilitationsschrift. Medizinische Fakultät der Technischen Universität München.

Goebel, G. (2000). Somatoforme Störung bei Tinnitus. *Psychiatria Danubina; 12 (3/4):* 215-228.

Goebel, G. (Hrsg.) (2001a). *Ohrgeräusche. Psychosomatische Aspekte des chronischen Tinnitus*. München: Urban & Vogel.

Goebel, G. (2001b). Wirksamkeit psychotherapeutischer Verfahren bei Tinnitus. In G. Goebel (Hrsg.), *Ohrgeräusche. Psychosomatische Aspekte des chronischen Tinnitus* (97-124). München: Urban & Vogel.

Goebel, G. (2001c). Briefe an den Tinnitus. In: G. Goebel (Hrsg.), *Ohrgeräusche. Psychosomatische Aspekte des chronischen Tinnitus* (227-238). München: Urban & Vogel.

Goebel, G. (2001d). Verhaltenstherapie des chronischen Tinnitus. In G. Nissen (Hrsg.), *Psychosomatische Störungen. Ursachen-Erkennung-Behandlung*. Symposiumsband der Würzburger therapeutischen Gespräche 2001. Stuttgart: Kohlhammer.

Goebel, G. (2001e). Tinnitus: Medizinisch-psychosomatisches Glossar. In G. Goebel (Hrsg.), *Ohrgeräusche. Psychosomatische Aspekte des chronischen Tinnitus* (239-332). München: Urban & Vogel.

Goebel, G. (2001f). Psychosomatische Erkrankungen im HNO-Bereich. In R. Brinkmann-Göbel (Hrsg.), *Handbuch für Gesundheitsberater* (162-179). Bern. Hans Huber.

Goebel, G., Decot, E. & Marek, A. (2001b). Entscheidungshilfen bei Diagnostik und Wahl psychologischer Behandlungsmethoden. *HNO, 49*: 1036-1047.

Goebel, G. & Fichter, M. (1996). Psychosomatische Aspekte des chronischen komplexen Tinnitus. Abschlußdiskussion. *Deutsches Ärzteblatt, 48*: 301-320.

Goebel, G. & Fichter, M. (1998). Depression beim chronischen Tinnitus. *MMW, 41:* 557-562.

Goebel, G. & Hiller, W. (1994). Verhaltensmedizinische Diagnostik bei chronischem Tinnitus mit Hilfe des Tinnitus-Fragebogens (TF). *Diagnostica, 2:* 155-167.

Goebel, G. & Hiller, W. (1996). Effects and predictors of a psychotherapeutic inpatient treatment for chronic tinnitus. In G. Reich & J. Vernon (eds.), *Proceedings of the Fifth International Tinnitus Seminar 1995* (567-574). Portland: American Tinnitus Association.

Goebel, G. & Hiller, W. (1998). *Tinnitus-Fragebogen (TF)*. Ein Instrument zur Erfassung von Belastung und Schweregrad bei Tinnitus (Manual). Göttingen: Hogrefe.

Goebel, G. & Hiller, W. (1999). Quality management in the therapy of chronic tinnitus. In: J. Hazell (ed.), *Proceedings of the Sixth International Tinnitus Seminar, Cambridge* (357-363). London: Tinnitus and Hyperacusis Center.

Goebel, G. & Hiller, W. (2000). *Mini-Tinnitus-Fragebogen (Mini-TF)*. Evaluation eines praktikablen Screening-Instruments zur Erfassung der mehrdimensionalen Tinnitusbelastung einschließlich vier Tinnitusschweregrade. Jahrestagung der Deutschen Audiologen und Neurootologen (ADANO).

Goebel, G. & Hiller, W. (2001). *Verhaltensmedizinische Tinnitus-Diagnostik. Eine prakti-*

sche Anleitung zur Erfassung medizinischer und psychologischer Merkmale mittels des Strukturierten Tinnitus-Interviews (STI). Göttingen: Hogrefe.

Goebel, G., Hiller, W., Rief, W. & Fichter, M. (2001a). Integratives verhaltensmedizinisches stationäres Behandlungskonzept beim Tinnitus. In: G. Goebel (Hrsg.), Ohrgeräusche. Psychosomatische Aspekte des chronischen Tinnitus (139-176). München: Urban & Vogel.

Goebel, G., Keeser, W., Fichter, M. & Rief, W. (1991). Neue Aspekte des komplexen chronischen Tinnitus. Die verlorene Stille: Auswirkungen und psychotherapeutische Möglichkeiten beim komplexen chronischen Tinnitus. Psychotherapie, Psychosomatik und medizinische Psychologie, 41: 123-133.

Goebel, G., Rübler, D., Stepputat, F., Hiller, W., Heuser, J. & Fichter, M,M. (1999). Controlled prospective study of Tinnitus Retraining Therapy compared to Tinnitus Coping Therapy and Broad-band noise generator therapy. In J. Hazell (ed.), Proceedings of the Sixth International Tinnitus Seminar, Cambridge (302-306). London: Tinnitus and Hyperacusis Center.

Goebel, G. & Wedel, H. von (2001). Tinnitus Retraining-Therapie. In: G. Goebel (Hrsg.), Ohrgeräusche. Psychosomatische Aspekte des chronischen Tinnitus (83-96). München: Urban & Vogel.

Gold, S.L., Frederisck, E.A. & Formby, C. (1999). Shifts in dynamic range for hyperacusis patients receiving tinnitus retraining therapy (TRT). In J. Hazell (ed.), Proceedings of the Sixth International Tinnitus Seminar, Cambridge (297-301). London: Tinnitus and Hyperacusis Center.

Gray, W.C., Jastreboff, P.J. & Gold S.L. (1996). Medical evaluation, diagnosis and counseling of patients with tinnitus and hyperacusis. In: G. Reich & J. Vernon (eds.), Proceedings of the Fifth International Tinnitus Seminar 1995 (494-497). Portland: American Tinnitus Association.

Greimel, K.V. (1995). Psychologische Maßnahmen zur Bewältigung des chronischen Tinnitus. Psychomed, 7: 70-74.

Halama, P. (1992). Erfahrungen mit der Hypnose-Therapie bei ambulanten Patienten, die unter Tinnitus leiden. Vergleichende Pilotstudie. Experimentelle klinische Hypnose, 1: 49-69.

Halford, J.B.S. & Anderson, S.D. (1991). Anxiety and depression in tinnitus sufferers. Journal of Psychosomatic Research, 35: 383-390.

Hallam, R.S., Rachman, S. & Hinchcliffe, R. (1984). Psychological aspects of tinnitus. In: S. Rachman (ed.), Contributions to medical psychology, Vol 3 (31-54). Oxford: Pergamon.

Hallam, R.S. (1987). Psychological approaches to the evaluation and management of tinnitus distress. In J. Hazell (ed.), Tinnitus (156-175). Edinburgh: Churchill Livingstone.

Hallam, R. (1989). Living with tinnitus. Dealing with the ringing in your ears. London: Thorsons.

Hallam, R.S. (1996a). Manual of the Tinnitus Questionnaire (TQ). London: The Psychological Corporation.

Hallam, R.S. (1996b). Leben mit Tinnitus. München: Urban & Vogel, München.

Hallam, R.S. (1996c). Correlates of sleep disturbance in chronic distressing tinnitus. Scand Audiol, 25: 263-266.

Hallam, R.S. (2001). Erfahrungen mit kognitiver Gruppentherapie bei Patienten mit komplexem chronischen Tinnitus. In G. Goebel (Hrsg.), Ohrgeräusche. Psychosomatische Aspekte des chronischen Tinnitus (189-200). München: Urban & Vogel.

Harrop-Griffiths, J., Katon, W., Dobic, R., Sakai, C. & Russo, J. (1987). Chronic tinnitus: association with psychiatric diagnosis. Journal of Psychosomatic Research, 31: 613-621.

Hautzinger, M. & Bailer, M. (1995). *Allgemeine Depressionsskala (ADS)*. Weinheim: Beltz Test GmbH.

Hazell, J.W.P. (1995). Models of tinnitus: Generation, perception, clinical implications. In J.A. Vernon & A.R. Møller (eds.), *Mechanisms of Tinnitus* (57-72). Boston, London, Toronto: Allyn and Bacon.

Hazell, J.W.P. (1999). The TRT methode in practice. In: J. Hazell (ed.), *Proceedings of the Sixth International Tinnitus Seminar, Cambridge* (92-98). London: Tinnitus and Hyperacusis Center.

Hazell, J.W.P., Jastreboff, P., Meerton, L. & Conway, M. (1993). Electrical tinnitus suppression: frequency dependence of effects. *Audiology, 32*: 68-77.

Hazell, J.W.P. & Sheldrake, J.B. (1992). Hyperacusis and Tinnitus. In: J.M. Aran & R. Dauman (eds.), *Proceedings of the Fourth International Tinnitus Seminar* (245-248). Amsterdam, New York: Kugler Publications.

Hellbrück, J. (1993). *Hören: Physiologie, Psychologie und Pathologie*. Göttingen: Hogrefe.

Heller, M.F. & Bergman, M. (1953). Tinnitus aurium in normally hearing persons. *Annuals of Otolanryngologie, Rhinologie and Laryngologie, 62:* 73-83.

Henry, J.L. & Meikle, M. (1996). Loudness recruitment only partially explains the small size of tinnitus loudness-matches. In G. Reich & J. Vernon (eds.), *Proceedings of the Fifth International Tinnitus Seminar 1995* (148-149). Portland: American Tinnitus Association.

Henry, J.L. & Wilson, P.H. (1996). The psychological management of tinnitus: comparison of a combined cognitive educational program, education alone and a waitinglist control. *International Tinnitus Journal, 2*: 9-20.

Hesse, G. (1999). *Retraining und Tinnitustherapie*. Stuttgart: Thieme.

Hesse, G., Rienhoff, N.K., Nelting, M. & Laubert, A. (2001). Ergebnisse stationärer Therapie bei Patienten mit chronisch komplexen Tinnitus. *Laryngo-Rhino-Otol., 80*: 503-508.

Hiller, W. & Goebel, G. (2000a). Assessing audiological, pathological and psychological variables in chronic tinnitus: a study of reliability and search for prognostic factors. *International Journal of Behavioral Medicine, 6:* 312-330.

Hiller, W. & Goebel, G. (2001a). Hals-Nasen-Ohren-Erkrankungen (HNO). In H. Flor, K. Hahlweg & N. Birbaumer (Hrsg.), *Anwendungen der Verhaltensmedizin*. Enzyklopädie der Psychologie (146-200). Göttingen: Hogrefe.

Hiller, W. & Goebel, G. (2001b). Komorbidität psychischer Störungen bei Tinnitus. In G. Goebel (Hrsg.), *Ohrgeräusche*. Psychosomatische Aspekte des chronischen Tinnitus (47-68). München: Urban & Vogel.

Hiller, W., Elfant, S., Margraf, J., Kroymann, R., Leibrand, R., Fichter, M. (1997). Dysfunktionale Kognitionen bei Patienten mit Somatisierungssyndrom. *Zeitschrift für Klinische Psychologie, 26*: 226–234.

Hiller, W., Goebel, G., Janca, A., Svitak, M. (1999). Association between tinnitus and the diagnostic concept of somatoform disorders. In: J. Hazell (ed.) *Proceedings of the Sixth International Tinnitus Seminar, Cambridge*. 373–377. London: Tinnitus and Hyperacusis Center.

Hiller, W., Zaudig, M. & Mombour, W. (1997). *Internationale Diagnosen Checklisten (IDCL) für DSM-IV (IDCL für DSM-IV)*. Göttingen: Hogrefe.

Hinchcliffe, R. (1967). Personality profile in Menière's disease. *Journal of Laryngology, Otology, 81*: 477-481.

Hofmann, E. (2003). *Progressive Muskelentspannung*. Ein Trainingsprogramm (2. Auflage). Göttingen: Hogrefe.

Horvath, T. (1980). Arousal and anxiety. In G.D. Burrows & B. Davies (eds.), *Handbook of studies in anxiety*. Amsterdam: Elsevier.

Jacobs, B. (1997 in preparation). Individual versus group behavior therapy in the clinical treatment of tinnitus. Manuskript, zitiert in B. Kröner-Herwig (Hrsg.), *Psychologische Behandlung des chronischen Tinnitus*. Weinheim: PVU.

Jacobs, B., Bor, G. van de (1996). Psychological treatment of chronic tinnitus; prediction of outcome. In: Reich, G., Vernon, J., (eds.) *Proceedings of the Fifth International Tinnitus Seminar 1995*. 585–587. Portland: American Tinnitus Association.

Jahnke, K. (1994). Stadiengerechte Therapie der Menière'schen Krankheit. *Deutsches Ärzteblatt, 4:* 428-434.

Jakes, S.C. (1988). Otological symptoms and emotions. *Advances in Behavioral Research and Therapy, 10:* 53-103.

Jakes, S.C., Hallam, R.S., Chambers, C. & Hinchcliffe, R. (1985). A factor analytical study of tinnitus complaint behaviour. *Audiology, 24:* 195-206.

Jakes, S.C., Hallam, R.S., Chambers, C. & Hinchcliffe, R. (1986). Matched and self-reported loudness of tinnitus: methods and sources of error. *Audiology, 25:* 92-100.

Jakes, S.C., McKenna, L., Hallam, R.S. & Hinchcliffe, R. (1992). Group cognitive therapy for medical patients: an application to tinnitus. Cognitive Therapy and Research, 16: 67-82.

Janssen, T. & Arnold, W. (1995). Otoakustische Emissionen und Tinnitus. DPOAE – Eine Meßmethode zum objektiven Nachweis des auf der Ebene der äußeren Haarzellen entstehenden Tinnitus? *Otorhinolaryngol Nova, 5:* 127-141.

Jastreboff, P.J. (1990). Phantom auditory perception (tinnitus): mechanisms of generation and perception. *Neuroscience Research, 8:* 221-254.

Jastreboff, P.J. (1996a). Usefulness of the psychoacoustical characterization of tinnitus. In: G. Reich & J. Vernon (eds.), *Proceedings of the Fifth International Tinnitus Seminar 1995* (158-166). Portland: American Tinnitus Association.

Jastreboff, P.J. (1996b). Clinical implication of the neurophysiological model of tinnitus. In G. Reich & J. Vernon (eds.), *Proceedings of the Fifth International Tinnitus Seminar 1995* (500-507). Portland: American Tinnitus Association.

Jastreboff, P.J., Hazell, J.W.P. (1993). A neurophysiological approach to tinnitus: clinical implications. *British Journal of Audiology, 27:* 7–17.

Jastreboff, P.J., Brennan, J. & Jastreboff, M. (1996). Recent findings from an animal model of tinnitus. In: G. Reich & J. Vernon (eds.), *Proceedings of the Fifth International Tinnitus Seminar 1995* (114-126). Portland: American Tinnitus Association.

Jastreboff, P.J., Hazell, J.W.P. & Graham, R.L. (1994). Neurophysiological model of tinnitus: Dependance of the minimal masking level on treatment outcome. *Hearing Research, 80:* 216-232.

Jastreboff, P.J., Sheldrake, J.B. & Jastreboff, M.M. (1999). Audiometrical characterisation of hyperacusis patients before and during TRT. In J. Hazell (ed.), *Proceedings of the Sixth International Tinnitus Seminar, Cambridge* (495-498). London: Tinnitus and Hyperacusis Center.

Joisten, H.J. (2001). Hypnotherapeutische Ansätze beim komplexen chronischen Tinnitus. In G. Goebel (Hrsg.), *Ohrgeräusche*. Psychosomatische Aspekte des chronischen Tinnitus (201-212). München: Urban & Vogel.

Jones, E.M. & White, A.J. (1990). Mental health and acquired hearing impairment. A review. *Br J Audiol, 24:* 3-9.

Kanfer, F.H., Reinecker, H. & Schmelzer, D. (2000). *Selbstmanagement-Therapie*. Ein Lehrbuch für die klinische Praxis (3. Auflage). Heidelberg, Berlin: Springer.

Kearny, B.G., Wilson, P.H. & Haralambous, G. (1987). Stress appraisal and personality characteristics of headache patients: comparison with tinnitus and normal control groups. *Behaviour Change, 4:* 25-32.

Kellerhals, B. & Zogg, R. (1995). Tinnitus. *Therapeutische Umschau, 11:* 718-723.

Kellerhals, B. & Zogg, R. (1996). *Tinnitus-Hilfe.* Freiburg: Karger.

Kemp, D.T. (1978). Stimulated acoustic emissions from within human auditory system. *Journal of Acoustic Society American, 64:* 1386–1391.

Kemp, S. & George, R.N. (1992). Diaries of tinnitus sufferers. *British Journal Audiology,* 26: 381-386.

Kirsch, C.A. & Blanchard, E.B. (1987). A multiple-baseline evaluation of the treatment of subjective tinnitus with relaxation training and biofeedback. *Biofeedback Self Regulation, 4:* 295-312.

Kirsch, C.A. & Blanchard, E.B. (1989). A review of the efficacy of behavioural techniques in the treatment of subjective tinnitus. *Annals Behavioral Medicine, 11:* 58-65.

Kirsch, C.A., Blanchard, E.B. & Parnes, S.M. (1989). Psychological characteristics of individuals high and low in their ability to cope with tinnitus. *Journal Psychosomatic Medicine, 51:* 209-217.

Klemm, E. & Schaarschmidt, W. (1989). Epidemiologische Erhebungen zu Hörsturz, Vestibularisstörungen und M. Menière. *HNO-Praxis, 14:* 295-299.

Klostermann, W., Vieregge, P., Kümpf, D. (1992). Musik-Pseudohalluzinose bei erworbener Schwerhörigkeit. *Fortschritte in Neurologie und Psychiatrie 60:* 262–273.

Kröner-Herwig, B., Hebing, B., van Rijn-Kalkmann, U., Frenzel, A., Schikowsky, G. & Esser, G. (1995). The management of chronic tinnitus – what is helpful? Comparison of a cognitive-behavioral group treatment program with Yoga. *Journal Psychosomatic Research, 39:* 153-165.

Kröner-Herwig, B. (1997). *Psychologische Behandlung des chronischen Tinnitus.* Weinheim: PVU.

Kröner-Herwig, B. (2000). *Tinnitusbewältigung versus Tinnitus Retraining-Therapie.* Erste Ergebnisse einer experimentellen Untersuchung. Vortrag beim 3. Priener Tinnitus-Symposium 18.3.2000.

Kröner-Herwig, B., Biesinger, E., Gerhards, F., Goebel, G., Greimel, K.V. & Hiller, W. (2000). Retraining therapy for chronic tinnitus. A critical analysis of its status. *Scandinavian Audiology, 29(2):* 67-78.

Kuhn, S.K., Ikeda, K., Morizono, T., Murphy, M. (1994). Pathophysiology of inner ear fluid imbalance. In: Huang, T.S., (ed.) Menière Disease. Recent advances in basic and clinical aspects. *Acta Otolaryngology Supplement, 485:* 9–14.

Lamm, K. (1995). Rationale Grundlagen einer Innenohrtherapie. *Otorhinolaryngol Nova, 5:* 153-160.

Lamparter, U. (1994). *Studien zur Psychosomatik des Hörsturz.* Habilitationsschrift. Medizinische Fakultät der Universität Hamburg.

Langner, G. & Wallhäusser-Franke, E. (1998). Moderne Methoden der Hirnforschung zeigen: Das Phantomgeräusch Tinnitus ist eine Störung der Informationsverarbeitung im Gehirn. *thema Forschung, 1:* 114-122.

Langner, G. & Wallhäusser-Franke, E. (1999). Computer simulation of a tinnitus model based on labelling of tinnitus in the auditory cortex. In J. Hazell (ed.), *Proceedings of the Sixth International Tinnitus Seminar, Cambridge* (20-25). London: Tinnitus and Hyperacusis Center.

Laux, L., Glanzmann, P., Schaffer, P. & Spielberger, C.D. (1991). Das Stait-Trait-Angstinventar (STAI). Weinheim: Beltz Test GmbH.

Lazarus, R.S. & Folkman, S. (1984). *Stress, appraisal and coping*. New York: Springer.

Lempert. J. (1946). Tympanosympathektomie: a surgical technique for the relief of tinnitus aurium. *Archiv Otorhinolaryngol, 43:* 199.

Lenarz, T. (1989). *Medikamentöse Tinnitustherapie*. Stuttgart: Thieme.

Lenarz, T. (2001). Probleme der Diagnostik und Therapie des chronischen Tinnitus aus HNO-ärztlicher Sicht. In G. Goebel (Hrsg.), *Ohrgeräusche. Psychosomatische Aspekte des chronischen Tinnitus* (17-32). München: Urban & Vogel.

Lindberg, P., Scott, B., Melin, L. & Lyttkens, L. (1987). Longterm effects of psychological treatment of tinnitus. *Scandinavian Audiology, 16*: 167-172.

Lindberg, P. & Scott, B. (2001). Verhaltenstherapie: Exposition und Distraktion. In: G. Goebel (Hrsg.), *Ohrgeräusche. Psychosomatische Aspekte des chronischen Tinnitus* (175-188). München: Urban & Vogel.

Linßen, O. & Schultz-Coulon, H.J. (1997). Prognostische Kriterien beim Hörsturz. *HNO, 45*: 22-29.

Lyttkens, L., Lindberg, B., Scott, B. & Melin, L. (1986). Treatment of tinnitus by external electrical stimulation. *Scandinavian Audiology, 21*: 37-44.

Marks, I. (1987). *Fears, phobias and rituals*. New York: Oxford Press.

Marks, N.J., Karl, H. & Onisiphorou, C. (1985). A controlled trial of hypnotherapy in tinnitus. *Clinical Otolaryngology, 10*: 43-46.

Martin, C., Martin, H., Carre, J., Prades, J.M. & Giroud, F. (1990). Le facteur psychologique dans la maladie de Menière. *Ann Otolaryngol Chir Cervicofac, 107*: 526-530.

Matsushima, J., Sakai, N. & Takeichi, N. (1996). Implanted electrical tinnitus suppressor. In G. Reich & J. Vernon (eds.), *Proceedings of the Fifth International Tinnitus Seminar 1995* (329-334). Portland: American Tinnitus Association.

McKee, G.J. & Stephens, S.D.G. (1992). An investigation of normally hearing subjects with tinnitus. *Audiology, 31*: 313-317.

Meikle, M. & Walsh, E. (1984). Characteristics of tinnitus and related observations in over 1800 tinnitus clinic patients. Proceedings of the Second International Tinnitus Seminar, New York. *Journal of Laryngology and Otology, Suppl 9*: 17-21.

Meikle, M. (1992). Methods for evaluation of tinnitus relief procedures In J.M. Aran & R. Dauman (eds.), *Proceedings of the Fourth International Tinnitus Seminar* (555-562). Amsterdam, New York: Kugler.

Meikle, M. (1995). The interaction of central and peripheral mechanisms in tinnitus. In J.A.Vernon & A.R. Møller (eds.), *Models of tinnitus. Generation, perception, clinical implications* (181-206). Boston, London, Toronto: Allyn and Bacon.

Michel, O. (1993). Schall aus dem Ohr: Hörstörungen im Licht der neuen Hörtheorie. *medwelt, 44:* 472-476.

Michel, O. (1994). *Der Hörsturz*. Stuttgart: Thieme.

Møller, A.R. (1996). Similarities between tinnitus and pain. In G. Reich & J. Vernon (eds.), *Proceedings of the Fifth International Tinnitus Seminar 1995* (449-454). Portland: American Tinnitus Association.

Mühlnickel, W., Elbert, T., Taub, E. & Flor, H. (2000). Kortikale Reorganisation bei Tinnitus. *Verhaltenstherapie, Suppl 1*: 50.

Nelting, M., Rienhoff, N.K., Hesse, G. & Lamparter,U. (2002). Die Erfassung des subjektiven Leidens unter Hyperakusis mit einem Selbsbeurteilungsbogen zur Geräuschüberempfindlichkeit (GÜF). *Laryngo-Rhino-Otol., 81*: 327-334

Neuhauser, W. (2001). Tinnitus als zahnärztliches Problem. In G. Goebel (Hrsg.), *Ohrgeräusche. Psychosomatische Aspekte des chronischen Tinnitus* (257-278). München: Urban & Vogel.

Newman, C.W., Jacobson, G.B. & Spitzer, J.B. (1996). Development of the Tinnitus Handicap Inventory. *Archiv Otolaryngology, Head Neck Surgery, 122*: 143-148.

Newman, C.W., Eharton, J.A. & Jacobson, G.P. (1997). Self-focused and somatic attention in patients with tinnitus. *Journal of American Academy of Audiology, 8*: 143-149.

Olderog, M. (1999). Metanalyse zur Wirksamkeit psychologisch fundierter Behandlungskonzepte des chronischen dekompensierten Tinnitus. *Zeitschrift für Medizinische Psychology, 1*: 5-18.

Perrig-Chiello, P. & Gussek, S. (1996). Differentielle Aspekte der subjektiven Belastung durch Tinnitus aurium. *Psychotherapie, Psychosomatik und medizinische Psychologie, 46*: 139-146.

Pilgramm, M., Rychlik, R., Lebisch, H., Siedentop, H., Goebel, G. & Kirschoff, D. (1999). Tinnitus in the Federal Republic of Germany: A representative epidemiological study. In J. Hazell (ed.), *Proceedings of the Sixth International Tinnitus Seminar, Cambridge* (64-67). London: Tinnitus and Hyperacusis Center.

Pollard, C.A. (1984). Preliminary validity study of the Pain Disability Index. *Perceptual and Motor Skills, 59*: 974 ff.

Preyer, S. & Bootz, F. (1995). Tinnitusmodelle zur Verwendung bei der Tinnituscounselingtherapie des chronischen Tinnitus. *HNO, 43*: 338-351.

Prytulla, I. & Tönnies, S. (1998). Copingstrategien bei chronischem Tinnitus: Erfolgreiche Bewältigung und Vergleich von PatientInnen mit kompensiertem und dekompensiertem Tinnitus. Poster Deutsche Gesellschaft für Psychologie, 28. September, Dresden.

Rabaioli-Fischer, B. (2001). Verhaltenstherapie in der psychologischen Praxis. In G. Goebel (Hrsg.), *Ohrgeräusche.* Psychosomatische Aspekte des chronischen Tinnitus (125-138). München: Urban & Vogel.

Reich, G. & Johnson, R.M. (1984). Personality characteristics of tinnitus patients. *J Laryngol Otol, 9*: 228-232.

Repik, I., Rienhoff, N.K., Brehmer, D., Kinkel, M., Hesse, G. (2000). Ergebnisse der ambulanten Tinnitus-Retraining-Therapie. *Zeitschrift für Audiologie; 39 (2)*: 32–39.

Richtberg, W. (1980). *Hörbehinderung als psychosoziales Leiden.* In: Der Bundesminister für Arbeit und Sozialordnung (Hrsg.), Forschungsbericht 32, Gesundheitsforschung, Bonn.

Richtberg, W. (1993). Psychosomatische Probleme und Aufgaben in der Hals-Nasen-Ohrenheilkunde. In W. Richtberg & K. Verch (Hrsg.), *Hilfen für Hörgeschädigte* (135-144). St. Augustin: Academia Verlag.

Richter, I. (1993). Eine besondere Herausforderung: Psychiatrische Diagnostik und Therapie bei Gehörlosen. *Psycho, 19:* 423-435.

Rief, W, & Hiller, W. (1997). *Das Screening für Somatoforme Störungen (SOMS).* Bern: Huber.

Rizzardo, R., Savastano, M., Maron, M.B., Mangialaio, M., Salvadori, L. (1998). Psychological distress in patients with tinnitus. *Journal of Otolaryngology 27*: 21- 25

Rubinstein, B. & Erlandsson, S. (1991). A stomatognathic analysis of patients with disabling tinnitus and craniomandibular disorders (CMD). *British Journal of Audiology, 25*: 77-83.

Rubinstein, B., Österberg, T. & Rosenhall, U. (1992). Longitudinal fluctuations in tinnitus as reported by an elderly population. *Journal of Audiology and Medicine, 1:* 149-155.

Rubinstein, B., Alquist, M. & Bengtsson, C. (1996). Hyperacusis, tinnitus, headache, temporomandibular disorders and amalgam fillings – an epidemiological study. In G. Reich & J. Vernon (eds.), *Proceedings of the Fifth International Tinnitus Seminar 1995* (657-658). Portland: American Tinnitus Association.

Rubinstein, B. & Wänman, A. (1996). Epidemiological Study of tinnitus and its correlates. In G. Reich & J. Vernon (eds.), *Proceedings of the Fifth International Tinnitus Seminar 1995* (655-656). Portland: American Tinnitus Association.

Rübler, D. (1996). *Durchführung und Evaluation eines multidimensionalen Tinnitus Bewältigungstrainings.* Diplomarbeit. Fachbereich 1 – Psychologie Universität Trier.

Rüster, P. (1989). *Psychosomatik und Psychopathologie von Morbus Menière.* Dissertation, Universität Hamburg.

Schaaf, H. (2001). Morbus Menière: Klinik und psychosomatische Behandlungsansätze. In G. Goebel (Hrsg.), *Ohrgeräusche.* Psychosomatische Aspekte des chronischen Tinnitus (125-138). München: Urban & Vogel.

Schilter, B. (2000). *Therapie des chronischen Tinnitus; Metaanalyse zur Effektivität medikamentöser und psychologischer Therapien.* Frankfurt: Verlag für Akademische Schriften.

Schilter, B., Jäger, B., Heermann, R. & Lamprecht, F. (2000). Medikamentöse und psychologische Therapien bei chronischem subjektiven Tinnitus. *HNO, 48:* 589-597.

Schimpf, R. (1994). *Differentialdiagnostischer Vergleich von ambulant und stationär behandelten chronischen Tinnitusbetroffenen.* Diplomarbeit. Psychologisches Institut Universität Hamburg.

Schneider, W.R., Hilk, A. & Franzen, U. (1994). Soziale Unterstützung, Beschwerdedruck, Streßverarbeitung und Persönlichkeitsmerkmale bei Patienten mit subjektivem chronischen Tinnitus aurium und einer klinischen Kontrollgruppe. *HNO, 4:* 22-27.

Schönweiler, R., Neuschulte, C. & Paar, G.H. (1989). Klagsamkeit und Depression bei Ohrgeräuschpatienten. *Laryngorhinootologie, 68:* 267-270.

Schulte, D. (1999). Verhaltenstherapeutische Diagnostik. In H. Reinecker, M. Borg-Laufs, U. Ehlert, H. Sogatz & H. Vogel (Hrsg), *Lehrbuch der Verhaltenstherapie* (45-85). Tübingen: Dgvt-Verlag.

Scott, B., Lindberg, P., Lyttkens, L. & Melin, L. (1990). Predictors of tinnitus discomfort, adaptation and subjective loudness. *British Journal of Audiology, 24:* 51-62.

Scott, B. & Lindberg, P. (2001). Epidemiologie, Auswirkung und Klassifikation. In G. Goebel (Hrsg.), *Ohrgeräusche.* Psychosomatische Aspekte des chronischen Tinnitus (33-46). München: Urban & Vogel.

Seefeld, B. (1999). TRT am Chiemsee. Was macht eine Hörakustikerin bei den Psychologen? *Hörakustik, 5:* 96-98.

Stephens, S.D.G., Hallam, R.S. (1985). The Crown-Crisp Ex-periential Index in patients complaining of tinnitus. *British Journal of Audiology, 19:* 151–158.

Stouffer, J.L. & Tyler, R.S. (1990). Characterization of tinnitus by tinnitus sufferers. *Journal of Speech and Hearing Disorder, 55(3):* 439-453.

Sullivan, M., Katon, W., Dobie, R., Sakai, C., Russo, J. & Harrop-Griffiths, M.B. (1988). Disabling tinnitus; association with affectice disorders. *General Hospital Psychiatry, 10:* 285-291.

Sullivan, M., Clark, M.R. & Katon, W.J. (1993a). Psychiatric and otologic diagnoses in patients complaining of dizziness. *Archiv International Medicine, 153:* 1479-1484.

Sullivan, M., Katon, W., Russo, J., Dobie, R. & Sakai, C. (1993b). A randomized trial of nortriptyline for severe chronic tinnitus. *Archiv International Medicine, 153:* 1-9.

Sullivan, M., Katon, W., Russo, J., Dobie, R. & Sakai, C. (1994). Coping and marital support as correlates of tinnitus disability. *General Hospital Psychiatry, 16(4):* 259-266.

Svitak, M. (1998). *Psychosoziale Aspekte des chronisch dekompensierten Tinnitus. Psychische Komorbidität, Somatisierung, dysfunktionale Gedanken und psychosoziale Beeinträchtigung.* Dissertation. Psychologisches Institut der Universität Salzburg.

Svitak, M., Rief, W., Goebel, G. & Fichter, M. (accepted 1999). Associations between tinnitus and psychological variables: the role of psychopathology, somatisation and dysfunctional cognitions. *Journal Psychosomatic Research.*

Svitak, M., Rief, W. & Goebel, G. (2001). Kognitive Therapie des chronischen dekompensierten Tinnitus. *Der Psychotherapeut, 46*: 317-325.

Thomas, A.J. (1984). *Aquired hearing loss. Psychological and psychosocial implications.* London: Academic Press.

Thora, C. & Goebel, G. (2002). *100 Fragen zum Tinnitus: Wissenswertes und Patientenfragen zum Tinnitus.* München: TIBETZ.

Tompson, R.C. (1992). Assyrian praescriptions for diseases of the ears. J Royal Asiatic Soc, 1-22. Zitiert in Feldmann, H., Medizinhistorisches und Kulturhistorisches zum Tinnitus. In H. Feldmann (Hrsg), *Tinnitus.* Stuttgart: Thieme.

Tonndorf, J. (1987). The analogy between tinnitus and pain: a suggestion for a physiological basis of chronic tinnitus. *Hearing Research, 28*: 271-275.

Tonndorf, J. (1995). The analogy between tinnitus and pain: a suggestion for a physiological basis of chronic tinnitus. In J.A. Vernon & A. Møller (eds.), *Mechanisms of tinnitus* (231-236). Boston, London, Toronto: Allyn and Bacon.

Trassera, J., Domené, J., Fusté, J., Carulla, M. & Trassera-Coderch, J. (1996). Subjective and objective intensity of tinnitus. In G. Reich & J. Vernon (eds.), *Proceedings of the Fifth International Tinnitus Seminar 1995* (193-194). Portland: American Tinnitus Association.

Vernon, J.A. (1987a). The common errors of masking for relief of tinnitus. In H. Feldmann (ed.), Proceedings of the Third International Tinnitus Seminar Münster (229-238). Karlsruhe: Harsch.

Vernon, J.A. (1987b). Pathophysiology of tinnitus: a special case – hyperacusis and a proposed treatment. *American Journal of Otology, 8:* 201-202.

Vernon, J.A. & Press, L. (1996). Tinnitus in the elderly. In G. Reich & J. Vernon (eds.), *Proceedings of the Fifth International Tinnitus Seminar 1995* (289-290). Portland: American Tinnitus Association.

Wallhäusser-Franke, E. & Langner, G. (1999). Central activation patterns after experimental tinnitus induction in an animal model. In J. Hazell (ed.), *Proceedings of the Sixth International Tinnitus Seminar, Cambridge* (155-162). London: Tinnitus and Hyperacusis Center.

Wedel, H. von (2001). Apparativ-akustische Therapie bei Tinnitus. In G. Goebel (Hrsg.), *Ohrgeräusche.* Psychosomatische Aspekte des chronischen Tinnitus (33-46). München: Urban & Vogel.

Wedel, H. von, Walger, M., Hoenen, M. & Calero, L. (1996). Effectiveness of low-power-laser and gingko-therapy in patients with chronic tinnitus. In G. Reich & J. Vernon (eds.), *Proceedings of the Fifth International Tinnitus Seminar 1995* (92-92). Portland: American Tinnitus Association.

Wilhelm, T., Ruh, S., Bock, K. & Lenarz, T. (1995). Standardisierung und Qualitätssicherung am Beispiel Tinnitus. *Laryngorhinootologie, 74*: 300-306.

Wilken, B. (1998). *Methoden der kognitiven Umstrukturierung.* Stuttgart: Kohlhammer.

Wilson, P. & Henry, J. (1993). Psychological approaches in the management of tinnitus. *Australian Journal of Otolaryngology, 1:* 296-302.

Wilson, P., Henry, J. & Nicholas, M.K. (1993). Cognitive methods in the management of chronic pain and tinnitus. *Australian Psychologist, 28*: 172-180.

Wilson, P., Henry, J.L., Andersson, G., Hallam, R. & Lindberg, P. (1998). A critical analysis of directive counselling as a component of tinnitus retraining therapy. A review paper. *British Society Audiology, 32*: 273-286.

Wilson, P. (2000). *Critical analysis of TRT*. Vortrag beim 3. Priener Tinnitus-Symposium 18.3.2000.

Wise, K., Rief, W. & Goebel, G. (1998). Meeting the expectations of chronic tinnitus patients: comparison of a structured group therapy program for tinnitus management with a problem-solving group. *Journal of Psychosomatic Research, 44*: 681-685.

Wölk, C. & Seefeld, B. (1999). The effects of managing hyperacusis with maskers (noise generators). In J. Hazell (ed.), *Proceedings of the Sixth International Tinnitus Seminar, Cambridge* (512-514). London: Tinnitus and Hyperacusis Center.

Zenner, H.P. (1986). Aktive Bewegung von Haarzellen: ein neuer Mechanismus beim Hörvorgang. *HNO, 34:* 133-138.

Zenner, H.P. & Ernst, A. (1994). Cochlear motor tinnitus, transduction tinnitus and signal transfer tinnitus: three models of cochlear tinnitus. In J.A. Vernon & A. Møller (eds.), *Mechanisms of tinnitus* (237-254). Boston, London, Toronto: Allyn and Bacon.

Zenner, H.P. (1998). Eine Systematik für Entstehungsmechanismen von Tinnitus. *HNO, 46*: 699-711.

Zenner, H. & Pfister, M. (1999). M. Systematic classification of tinnitus. In J. Hazell (ed.), *Proceedings of the Sixth International Tinnitus Seminar, Cambridge* (17-19). London: Tinnitus and Hyperacusis Center.

7 Anhang

Wichtige Adressen

Deutsche Tinnitus Liga e. V.
Postfach 349
D-42353 Wuppertal
E-Mail: dtl@tinnitus-liga.de
Website: www.tinnitus-liga.de

Deutscher Schwerhörigenbund (DSB)
Breite Straße 3
D-13187 Berlin
E-Mail: dsb@schwerhoerigkeit.de

Tinnitustagebuch*

Bitte jeden Abend ausfüllen!

Name: _____ Datum: _____ Uhrzeit: _____

1. Tinnituslautheit: Wie laut war Ihr Tinnitus heute?

Bitte markieren Sie die Lautheit zwischen 0 und 100 als *Durchschnitt des gesamten Tages*:

Mein Tinnitus war   0   100   Mein Tinnitus war
nicht wahrnehmbar   I---+---+---+---+---+---+---+---+---I   extrem laut

2. Tinnitusbelästigung: Wie lästig/störend/unangenehm war Ihr Tinnitus heute?

Bitte markieren Sie die Lautheit zwischen 0 und 100 als *Durchschnitt des gesamten Tages*:

Mein Tinnitus war über-   0   100   Mein Tinnitus war
haupt nicht belästigend   I---+---+---+---+---+---+---+---+---I   extrem belästigend

3. Mögliche Auslöser: Was war vorausgegangen, als sich heute der Tinnitus verbesserte oder verschlechterte?

Als sich meine Tinnitusbelästigung verbesserte, war Folgendes vorausgegangen:	Als sich meine Tinnitusbelästigung verschlechterte, war Folgendes vorausgegangen:
1. _____	1. _____
2. _____	2. _____

4. Folgen: Wie haben Sie darauf reagiert?

(bei Verbesserung)	(bei Verschlechterung)
1. _____	1. _____
2. _____	2. _____

5. Stimmung: Wie war Ihre Stimmung heute insgesamt?

Bitte beurteilen Sie Ihre heutige Stimmung als *Durchschnitt des gesamten Tages*:

Meine Stimmung war   0   100   Meine Stimmung
schlecht, ich war   I---+---+---+---+---+---+---+---+---I   war gut, ich war
hoffnungslos   voller Zuversicht

6. Schlaf: Wie war Ihr Schlaf in der vergangenen Nacht?

Bitte markieren Sie zwischen 0 (= gar nicht geschlafen) und 100 (= ausreichend geschlafen)

Ich konnte   0   100   Ich hatte einen
überhaupt nicht   I---+---+---+---+---+---+---+---+---I   ausreichenden
schlafen   und guten Schlaf

* nach Goebel et al., 2001a

7. Kontollempfinden: Wie konnten Sie Ihre Tinnitusbelästigung heute selbst beeinflussen?

Bitte markieren Sie zwischen 0 (= konnte meine Tinnitusbelästigung gar nicht beeinflussen) und 100 (= hatte meine Tinnitusbelästigung selbst in der Hand und unter meiner Kontrolle)

| Ich hatte gar keine Kontrolle über die Tinnitusbelästigung | 0 |---|---|---|---|---|---|---|---|---|---| 100 | Ich hatte völlige Kontrolle über meine Tinnitusbelästigung |

8. Erfolgseinschätzung: Wie überzeugt sind Sie, dass Ihnen Ihre Bemühungen Erfolg bringen?

Bitte markieren Sie zwischen 0 (= gar kein Erfolg) und 100 (= sehr guter Erfolg)

| Meine Bemühungen erbringen gar keinen Erfolg | 0 |---|---|---|---|---|---|---|---|---|---| 100 | Meine Bemühungen führen zu sehr gutem Erfolg |

Mini-Tinnitus-Fragebogen (Mini-TF)
(Gerhard Goebel & Wolfgang Hiller)

Fragebogen

Name: _____   Geburtsdatum: _____

Vorname: _____   Geschlecht: [m] [w] Datum: _____

Ziel der folgenden Fragen ist es herauszufinden, ob Ihre Ohr- oder Kopfgeräusche Einflüsse auf Ihre Gefühle, Verhaltensweisen oder Einstellung
haben.

Kreuzen Sie bitte für jede Aussage die betreffende Antwort an. Es ist für jede
Frage nur eine Antwort möglich.

	stimmt	stimmt teilweise	stimmt nicht
1. Oft sind meine Ohrgeräusche so schlimm, dass ich sie nicht ignorieren kann.	☐	☐	☐
2. Wegen der Ohrgeräusche bin ich eichter niedergeschlagen.	☐	☐	☐
3. Wenn die Ohrgeräusche andauern, wird mein Leben nicht mehr lebenswert sein.	☐	☐	☐
4. Ich bin ein Opfer meiner Ohrgeräusche.	☐	☐	☐
5. Die Ohrgeräusche sind die meiste Zeit laut.	☐	☐	☐
6. Ich wache in der Nacht wegen meinen Ohrgeräuschen auf.	☐	☐	☐
7. Auf Grund der Ohrgeräusche bin ich mit meiner Familie und meinen Freunden gereizter.	☐	☐	☐
8. Wegen der Ohrgeräusche fällt es mir schwer, mich zu entspannen.	☐	☐	☐
9. Ich habe den Eindruck, dass ich den Ohrgeräuschen nie entkommen kann.	☐	☐	☐
10. Die Ohrgeräusche haben meine Konzentration beeinträchtigt.	☐	☐	☐

113

Bestellcoupon

Die Items des Tinnitus-Fragebogens (TF) repräsentieren typische Beschwerden und Klagen von chronischen Tinnitus-Patienten auf sechs Skalen: Emotionale Belastung (E), Kognitive Belastung (C), Penetranz des Tinnitus (I), Hörprobleme (A), Schlafstörungen (Sl), Somatische Beschwerden (So).

Das Strukturierte Tinnitus-Interview (STI) erfasst als Fremdbeurteilungsverfahren differenziert Daten zur Anamnese und Ätiologie, zum anderen erlaubt der persönliche Kontakt und die Möglichkeit zum freien Antworten eine umfassende Analyse von Besonderheiten der psychosomatischen Krankheitsentwicklung.

✂ — ✂

Bestellcoupon bitte kopieren und faxen an:

Testzentrale Göttingen
Robert-Bosch-Breite 25

D – 37079 Göttingen

Tel.: (0551) 5 06 88-0/-14/-15
Fax: (0551) 5 06 88-24
E-mail: testzentrale@hogrefe.de

Hiermit bestelle ich verbindlich

___ Expl.	TF komplett (bestehend aus Manual, 5 Fragebogen, 5 Auswertungsbogen, 2 Auswertungsschablonen)	€	54,–
___ Expl.	Manual	€	39,80
___ Expl.	25 Fragebogen MHF	€	9,50
___ Expl.	25 Auswertungsbogen	€	8,–
___ Expl.	1 Schablonensatz	€	14,–

___ Expl.	STI komplett (bestehend aus Manual, 5 Interviewleitfäden, 5 Auswertungsbogen, Illustrationskarte)	€	52,–
___ Expl.	Manuale	€	44,95
___ Expl.	25 Interviewleitfäden	€	16,25
___ Expl.	25 Auswertungsbogen	€	8,75
___ Expl.	Illustrationskarte	€	6,–

_____   _____
Datum   Unterschrift

Meine Adresse:

_____

_____

_____

_____

114

Übersicht zu psychischen Störungen, die bei sehr belasteten Tinnitusbetroffenen häufiger gefunden werden (Komorbidität) und die Indikation für eine Psychotherapie begründen können		
Affektive Störungen (*Depressionen*) *Merkmal Depression: Interesseverlust, Schlaf-störung, Unruhe oder Gelähmtsein, Wertlosigkeits-gefühl, Konzentrationsstörung, Todesgedanken, Pessimismus, kognitive Störungen, Entschlusslosigkeit, Resistenz gegenüber Ermuti-gung oder Argumenten*	**ICD-10**	**DSM-IV**
Major Depression, einzelne Episode *durchgehend über 2 Wochen*	F 32.01; F 32.11	296.2x
Major Depression, rezidivierend, mit somatischen Symptomen *mehrere Episoden*	F 33.01; F 33.11	269.3x
Dysthyme Störung *milde depressive Verstimmung über 2 Jahre anhaltend*	F 34.1	300.4
Angst-, Panik- und Belastungsstörungen		
Panikstörung mit Agoraphobie *Plötzliche und als spontan erlebte unangenehme Symptome, die ohne Auslöser einer Angstattacke gleichkommen und oft als körperliche Krankheit interpretiert werden (Asthma, Herzinfarkt, drohen-der Schlaganfall, Schwindel etc.); zunehmendes Vermeidungsverhalten*	F 40.01	300.21
Agoraphobie ohne Panikstörung *Situativ ausgelöste Angstanfälle (Todesangst) mit Vermeidungsentwicklung*	F 40.00	300.22
Spezifische Phobie *Krankhafte Beschäftigung mit Symptom und starke Angstreaktion in Erwartung oder Konfrontation mit Symptomen, von denen keine reale Gefahr ausgeht*	F 40.2	300.29
Generalisierte Angststörung *Sehr häufige Angst in Erwartung oder Konfronta-tion verschiedener Lebensbelastungen*	F 41.1	300.02
Anpassungsstörung *emotionale Bedrängnis nach belastenden Lebens-ereignissen*	F 43.2	309.00
Posttraumatische Belastungsstörung *Konfrontation von lebensbedrohlicher Gewalt (Erleben bei anderen oder als Opfer) mit wieder-kehrenden Erinnerungen (Alpträume, Flashback) für Monate, auch Latenz 6 Monate*	F 43.1	309.81

Akute Belastungsstörung *Konfrontation von lebensbedrohlicher Gewalt (Erleben bei anderen oder als Opfer) mit wieder- kehrenden Erinnerungen 2 Tage bis 4 Wochen)*	F 43.0	308.3
Konversions- und somatoforme Störungen		
Konversionsstörung *Konflikte und psychische Störungen stehen mit Beginn oder Verschlimmerung medizinisch unerklärbarer Symptome im Zusammenhang*	F44.7	300.11
Somatisierungsstörung *Überzeugung, Krankheiten gegenüber besonders anfällig zu sein*	F 45.0	300.81
Hypochondrie *Übermäßige Beschäftigung mit Gesundheits- ängsten und überzeugte Fehlinterpretation vielfälti- ger harmloser Symptome*	F 45.2	300.7
Körperdysmorphe Störung *Übermäßige Beschäftigung mit nicht nachvollzieh- barem oder übertriebenem Makel äußerer Erschei- nung*	F 45.2	300.7
Somatoforme Schmerzstörung *Psychisches Leiden ist Hauptmerkmal der Schmerzproblematik*	F 45.4	307.8
Sonstiges		
Psychologische Faktoren oder Verhaltensfaktoren bei andernorts nicht klassifizierten Krankheiten *Psych. Faktoren spielen in der Ätiologie der somatischen Krankheit eine wesentliche Rolle (z.B. Tinnitus, Hyperakusis, Schwindel, Asthma etc.)*	F 54	316
Zwangsstörung *Zwanghafte Beschäftigung mit Gesundheitsvor- sorge und Überprüfung von Körperfunktionen, Verhalten, Gedanken etc.*	F 42.x	300.3
Wahnhafte Störung, Typus mit körperbezogenem Wahn *Wahn, an einem körperlichen Defekt oder medizi- nischer Krankheit zu leiden*	F 22.0	297,1
Persönlichkeitsstörungen *Durchgehende Verhaltensauffälligkeiten, proble- matische Beziehungsmuster*	F 60.x	301.xx
Borderline-Störung *sehr instabiles Beziehungsmuster, Selbst- verletzungstendenz*	F 60.3	301.83

116

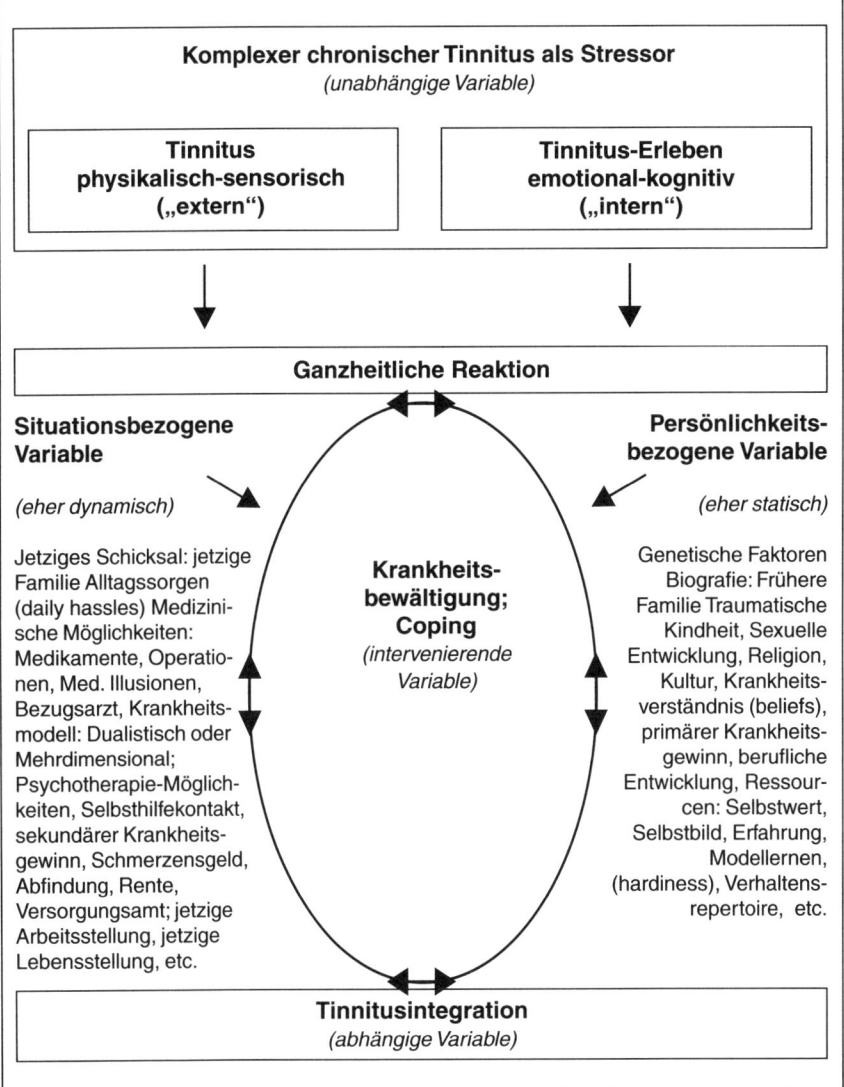

Krankheitsbewältigung (Coping) bei Tinnitus
(nach Goebel, 1992)

Modifizierung des dynamisch prozessbezogenen Transaktionsmodells von Lazarus und Folkmann (1984) auf die Problematik des komplexen chronischen Tinnitus. Der Copingprozess läuft zirkulär und verwertet laufend situations- und persönlichkeitsbezogene Variablen. Dem Patienten kann anhand des Modells vermittelt werden, dass die Gewichtung der Therapieanstrengungen unter Einbeziehung der situativbedingten und persönlichkeitsbedingten Variablen anzustreben ist.

Komplexer chronischer Tinnitus als Stressor
(unabhängige Variable)

Tinnitus physikalisch-sensorisch („extern")

Tinnitus-Erleben emotional-kognitiv („intern")

Ganzheitliche Reaktion

Situationsbezogene Variable

(eher dynamisch)

Jetziges Schicksal: jetzige Familie Alltagssorgen (daily hassles) Medizinische Möglichkeiten: Medikamente, Operationen, Med. Illusionen, Bezugsarzt, Krankheitsmodell: Dualistisch oder Mehrdimensional; Psychotherapie-Möglichkeiten, Selbsthilfekontakt, sekundärer Krankheitsgewinn, Schmerzensgeld, Abfindung, Rente, Versorgungsamt; jetzige Arbeitsstellung, jetzige Lebensstellung, etc.

Krankheitsbewältigung; Coping
(intervenierende Variable)

Persönlichkeitsbezogene Variable

(eher statisch)

Genetische Faktoren Biografie: Frühere Familie Traumatische Kindheit, Sexuelle Entwicklung, Religion, Kultur, Krankheitsverständnis (beliefs), primärer Krankheitsgewinn, berufliche Entwicklung, Ressourcen: Selbstwert, Selbstbild, Erfahrung, Modellernen, (hardiness), Verhaltensrepertoire, etc.

Tinnitusintegration
(abhängige Variable)

117

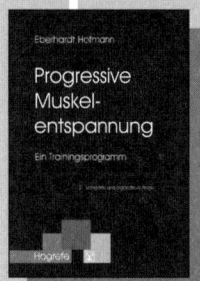
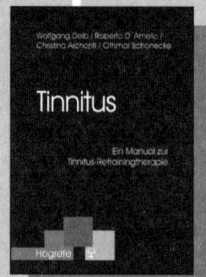
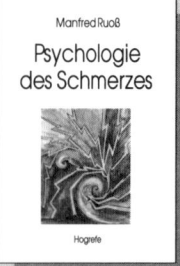
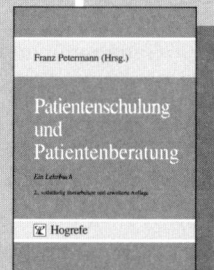

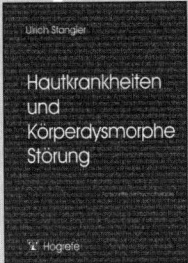
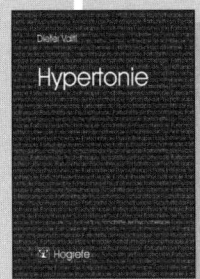
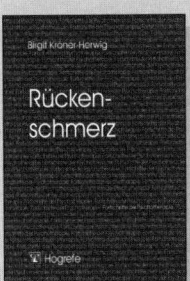
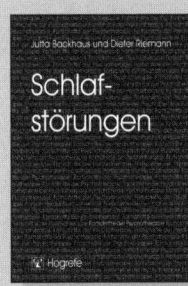
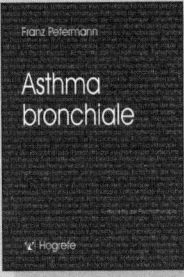
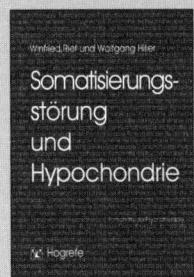

Unterscheidung zwischen Rekruitment und Hyperakusis

Beurteilungsgrundlage:

1. Audiogramm anschauen und feststellen, wo die Hörminderung besteht.

2. Den Patienten fragen, ob seine GE auf den gleichen Frequenzbereich beschränkt ist (z.B. Frage: Ist die GE bei Ihnen nur in den hohen Frequenzen oder besteht sie auch z.B. bei Brummgeräuschen, Summen, Zischen, Sprache u.a.?)

Kriterien für Rekruitment:

1. Es muss eine relevante Hörminderung vorliegen.

2. Die GE ist nur auf den Frequenzbereich der Hörminderung beschränkt (z.B. GE im Hochtonbereich und Hörminderung im Hochtonbereich, oder GE im Tieftonbereich und Hörminderung im Tieftonbereich).

Rekruitment beschränkt sich immer nur auf das kranke Ohr.

Kriterien für Hyperakusis:

GE besteht in allen Frequenzbereichen (= pancochleär, diffus), unabhängig von der Geräuschqualität (also z.B. nicht nur bei Klirren von Geschirr, sondern auch beim Klang eines Kontrabasses); häufig beidseitig, d. h. eventuell gleich ausgeprägt auch auf dem gesunden Ohr!

Beachte:

1. Grundsätzlich kann Hyperakusis und Rekruitment gleichzeitig vorkommen!

2. Bei Otosklerose mit Stapedektomie und Funktionsausfall des Stapesmuskel (vor allem nach Durchtrennen des Stapesmuskel) oder vorrübergehend auch bei der Facialisparese, die meistens mit einer Lähmung des Stapesmuskel einhergeht, besteht eine periphere GE, beschränkt auf die betroffene Seite (einseitige mittelohrbedingte Hyperakusis!)

Checkliste zur Eingrenzung der Hyperakusis und Differenzialdiagnostik zu Rekruitment

Eingrenzung der Hyperakusis

Sind Sie besonders geräuschempfindlich?

Wenn ja: Nennen Sie mir Beispiele!

Kriterien für klinisch relevante Geräuschempfindlichkeit (GE):

1. Leise oder durchschnittliche Geräusche wie Zeitungsra-
scheln, Ventilator des PC, eigenes Lachen oder Brummen
des Kühlschranks werden als unangenehm bis schmerzhaft empfunden.
Oder:

2. Regelmäßige Benutzung von „Oropax" oder anderem
Gehörschutz auch in Umgebungen mit normalen Ge-
räuschpegeln (z.B. beim Verlassen des Hauses).
Oder:

3. Die Geräuschempfindlichkeit ist beidseitig.

4. Erhebliche Beeinträchtigung der Lebensführung durch die
GE (z.B. Musiker gibt das Instrumentenspielen auf, Meiden
von Konzerten, Gaststätten, Bahnhofshallen, Straßenbahn
etc.).

5. Durchschnittliche Unbehaglichkeitsschwelle = 95 dB.

Auswertung: Mindestens 1 Punkt aus 1-4 sowie Punkt 5
müssen erfüllt sein!

Ansonsten: Klinisch unbedeutsame GE oder keine GE.

Grafische Darstellung des Corti-Organs

Grafische Darstellung des Hörorgans
mit Gehörgang

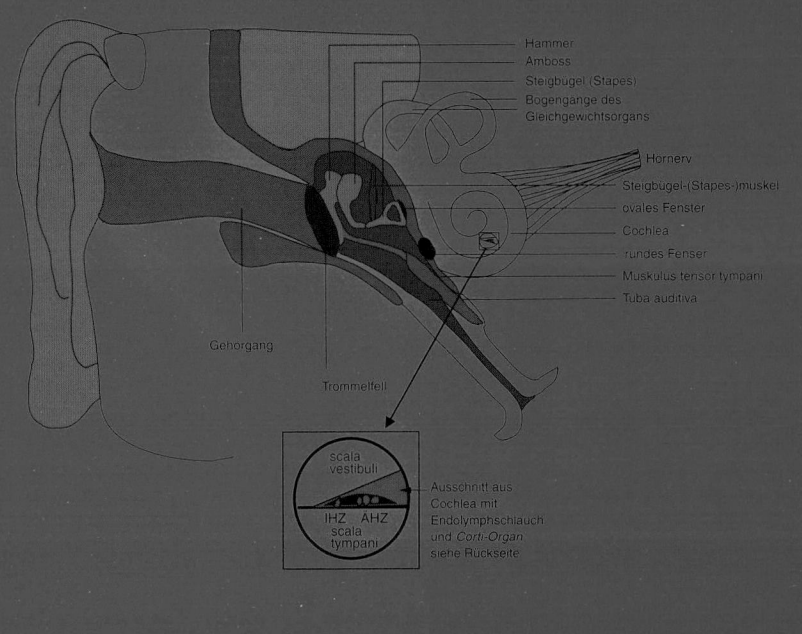

Hammer
Amboss
Steigbügel (Stapes)
Bogengänge des
Gleichgewichtsorgans

Hörnerv
Steigbügel-(Stapes-)muskel
ovales Fenster
Cochlea
rundes Fenster
Muskulus tensor tympani
Tuba auditiva

Gehörgang

Trommelfell

scala
vestibuli

IHZ   AHZ
scala
tympani

Ausschnitt aus
Cochlea mit
Endolymphschlauch
und *Corti-Organ*
siehe Rückseite

Tinnitusätiologie

- Erst- und Zweit-Ätiologie des Tinnitus (sollte mittels STI erfasst und dokumentiert werden; vgl. Kap. 2)

- Ergebnis der Funktionsuntersuchung der Halswirbelsäule (sollte mittels STI erfasst und dokumentiert werden; vgl. Kap. 2)

- Ergebnis Funktionsuntersuchung Kiefer (sollte mittels STI erfasst und dokumentiert werden; vgl. Kap. 2)

- Bisherige Therapieversuche (kann mittels STI erfasst und dokumentiert werden; vgl. Kap. 3)

Tinnitusbelastung

- Tinnituslautheit und -unannehmlichkeit (vgl. Kap. 1)

- Tinnitusbelastung (mit Tinnitus-Fragebogen (TF; vgl. Kap. 1) und Strukturiertem Tinnitus-Interview STI; vgl. Kap. 3)

- Tinnitusschweregrad (vgl. Kap. 1.)

- Komorbidität (vgl. Übersicht zu psychischen Störungen im Anhang)

Checkliste für die Eingangssitzungen

- Kopie des Berichtes von HNO-Arzt/HNO-Klinik

- Kopie der Tonaudiometrie (Befund in STI eintragen)

- Ist Hörgeräteanpassung erwogen?
  Wenn ja, Ermutigung zur Anpassung (vgl. Kap. 4)!

- Ist Rauschgenerator (RG)-Anpassung erwogen?
  Wenn ja, Diskussion Pro und Kontra (vgl. Kap. 4)

- Tinnitusfrequenz und Tinnitusintensität (Vergleich mit
  Rauschen oder Sinustönen; Befund in STI eintragen)

- Minimale Maskierbarkeit mit weißem Rauschen (MML; vgl.
  Kap. 3)

- Ergebnis Hirnstammaudiometrie (BERA) oder MRT oder
  CT (vgl. Kap. 2)

Schwindel

- evtl. Ergebnis Gleichgewichtsuntersuchung (kalorische
  Vestibulometrie; vgl. Kap. 2)

- Hyperventilationsversuch (vgl. Kap. 3)

Hyperakusis

- Angaben zu Unbehaglichkeitsschwelle (UBS) beide (!)
  Ohren (vgl. Kap. 1)

- Befundung Hyperakusis/Rekruitment (vgl. Karte)

- evtl. Geräuschsüberempfindlichkeits-Fragebogen (GÜF;
  vgl. Kap. 1)